中医药大数据应用

主　编　李力恒

副主编　孙志勇　毕述玥　孙明琦

编　委　刘思奇　包　蕊　王晓磊

U0307654

全国百佳图书出版单位

中国中医药出版社

·北 京·

图书在版编目（CIP）数据

中医药大数据应用 / 李力恒主编 .—北京：中国中医药出版社，2021.7

ISBN 978 - 7 - 5132 - 6747 - 2

Ⅰ.①中… Ⅱ.①李… Ⅲ.①数据处理－应用－中国医药学

Ⅳ.① R2-05

中国版本图书馆 CIP 数据核字（2021）第 014741 号

中国中医药出版社出版

北京经济技术开发区科创十三街 31 号院二区 8 号楼

邮政编码　100176

传真　010-64405721

河北品睿印刷有限公司印刷

各地新华书店经销

开本 710×1000　1/16　印张 11.5　字数 158 千字

2021 年 7 月第 1 版　2021 年 7 月第 1 次印刷

书号　ISBN 978 - 7 - 5132 - 6747 - 2

定价　58.00 元

网址　www.cptcm.com

服 务 热 线　010-64405510

购 书 热 线　010-89535836

维 权 打 假　010-64405753

微信服务号　zgzyycbs

微商城网址　https://kdt.im/LIdUGr

官 方 微 博　http://e.weibo.com/cptcm

天猫旗舰店网址　https://zgzyycbs.tmall.com

如有印装质量问题请与本社出版部联系（010-64405510）

前　言

本书共分为 7 章。第一章介绍大数据的相关理论与发展；第二章结合大数据时代下的国内外医疗现状，探讨医疗大数据的应用与发展，包括医疗大数据的特征、生命周期、作用及数据资源来源、应用技术，并举例说明医疗大数据应用领域；第三章重点介绍中医药领域大数据的特点、研究方法、数据资源及发展前景；第四章举例介绍在中医诊断、中医方剂、中药学、针灸、名家临床经验、中医健康服务等方面大数据应用研究现状。第五章介绍药学大数据的应用研究现状。第六章基于数据视角，探讨中医药大数据的安全问题。第七章介绍中医药信息人才培养的现状，并对中医药信息学专业发展策略提出设想。

本书旨在通过对大数据技术在中医药领域应用现状和发展前景的介绍，为中医药大数据的应用提供思路，即中医药大数据融合辨证论治的思维理念，建立复杂数据类型数据仓库，突出中医药特色，形成完整的知识体系，全面综合疾病诊疗信息，寻求和改进针对该领域的大数据分析方式，并力图在数据分析和数据挖掘的基础上，寻找中医药诊治的有效途径与规律，挖掘中医药研究数据化、智慧化的潜在优势，为中医药的继承和发展开辟一条新路。

本书编写分工如下：第一章由孙志勇编写，第二章由李力恒、孙明琦编写，第三章毕述玥编写，第四章由李力恒、毕述玥编写，第五章、第六章由刘思奇、包蕊、孙明琦编写，第七章由李力恒、孙志勇编写。资料、文献与图表由王晓磊整理。

本书是在黑龙江省博士后资助（NO.LBH-Z15051）和李敬孝名老中医工作室课题的支持下完成，在此特向项目组同仁的支持和帮助表示衷心的感谢。

本书在编写过程中参考了大量的专著、论文、网络文献等，在此向文献作者表示深深的感谢！

由于编者水平有限，加上大数据技术领域的发展日新月异，书中难免有不尽如人意之处，恳请广大读者批评指正。

《中医药大数据应用》编委会

2021 年 4 月

目　录

第一章　什么是大数据

最早提出"大数据"时代到来的是全球知名的麦肯锡咨询公司，其称：数据，已经渗透到当今每一个行业和业务职能领域，成为重要的生产因素。人们对于海量数据的挖掘和运用，预示着新一波生产率增长和消费者盈余浪潮的到来。"大数据"在物理学、生物学、环境生态学等领域，以及军事、金融、通信等行业存在已有时日，却因为近年来互联网和信息行业的发展而引起人们关注。随着以博客、社交网络、基于位置的服务LBS 为代表的新型信息发布方式的不断涌现，以及云计算、物联网等技术的兴起，数据正以前所未有的速度在不断地增长和累积，大数据时代已经来到。

根据 IDC 做出的估测，数据一直都在以每年 50% 的速度增长，也就是说每两年就增长 1 倍（大数据摩尔定律）。这意味着人类在最近两年产生的数据量相当于之前产生的全部数据量。这不是简单的数据增多的问题，而是全新的问题。举例来说，在当今全球范围内的工业设备、汽车、电子仪表和装运箱中，都有着无数的数字传感器，这些传感器能测量和交流位置、运动、震动、温度和湿度等数据，甚至还能测量空气中的化学变化。将这些交流传感器与计算智能连接起来，就是目前"物联网"（internet of things）或"工业互联网"（industrial internet）。在信息获取的问题上取得进步是促进"大数据"趋势发展的重要原因。物联网、云计算、移动互联网、车联网、手机、平板电脑、PC 及遍布地球各个角落的各种各样的传感器，无一不是数据来源或者承载的方式。学术界、工业界，甚至政府机构都已经开始密切关注大数据问题，并对其产生浓厚的兴趣。

1.1　大数据概述

1.1.1　大数据的产生背景

"大数据"是时下最火热的 IT 行业词汇。其实，早在 1980 年，著名未来学家阿尔文·托夫勒便在《第三次浪潮》一书中，将大数据热情地赞颂为"第三次浪潮的华彩乐章"。*Nature* 在 2008 年就推出了 *Big Data* 专刊。计算社区联盟（computing community consortium）在 2008 年发表了报告 "Big-Data Computing: Creating revolutionary breakthroughs in commerce, science, and society"，阐述了在数据驱动的研究背景下，解决大数据问题所需的技术及面临的一些挑战。大约从 2009 年开始，"大数据"才成为互联网信息技术行业的流行词汇。*Science* 在 2011 年 2 月推出专刊 *Dealing with Data*，主要围绕着科学研究中大数据的问题展开讨论，说明大数据对于科学研究的重要性。美国一些知名的数据管理领域的专家学者则从专业的研究角度出发，联合发布了一份白皮书 *Challenges and Opportunities with Big Data*，从学术的角度出发，介绍了大数据的产生，分析了大数据的处理流程，并提出大数据所面临的若干挑战。2011 年，全球知名的咨询公司麦肯锡（McKinsey）发布了一份关于大数据的详尽报告 "Big data: The next frontier for innovation,competition and productivity"，对大数据的影响、关键技术和应用领域等都进行了详尽的分析。2012 年以来，大数据的关注度与日俱增。在 2012 年 1 月的达沃斯世界经济论坛上，大数据是主题之一，并针对大数据发布了报告 "Big Data,Big Impact: New Possibilities for International Development"，探讨了新的数据产生方式下，如何更好地利用数据产生良好的社会效益。该报告重点关注了个人产生的移动数据与其他数据的融合与利用。同年 3 月，美国政府发布了《大数据研究和发展倡议》，投资两亿以上美元，正式启动"大数据发展计划"。计划在科学研究、环境、生物医学等领域利用大数据技术进行突破。这一计划被视为美国政府继信息高速公路（information highway）计划之后在信息科学领域的又一重大举措。同年 5 月，联合国一个名为 Global Pulse 的倡议项目发布报告 "Big Data for Development:Challenges& Opportunities"，主要阐述大数据时代各国，特别是发展中国家在面临数据洪流（data deluge）的情况下所遇到的机遇与挑战，同时还对大数据的应用进行了初步的解读。而主流媒体的宣传使普通民众开始意识到大数据的存在，以及大数据对于人们日常生活的影响。

1.1.2　大数据的定义

那么，如何给大数据下一个定义呢？一般而言，大家比较认可的是关于大数据的"4V"说法。大数据的 4 个"V"，或者说是大数据的 4 个特点，包含 4 个层面：第一，数据体量巨大，从 TB 级别跃升到 PB 级别。第二，数据类型繁多，如前文提到的网络日志、视频、图片、地理位置信息等。第三，价值密度低，商业价值高。以视频为例，连续不间断的监控过程中，可能有用的数据仅仅有一两秒。第四，处理速度快。最后这一点也是和传统的数据挖掘技术有着本质的不同。业界将其归纳为 4 个"V"——volume，variety，value，velocity。

舍恩伯格的著作《大数据时代》受到了广泛的赞誉，他也因此书被视为大数据领域中的领军人物。在舍恩伯格看来，大数据一共具有 3 个特征：全样而非抽样；效率而非精确；相关而非因果。

第一个特征非常好理解。在过去，由于缺乏获取全体样本的手段，人们发明了"随机调研数据"的方法。理论上，抽取样本越随机，就越能代表整体样本。但问题是获取一个随机样本代价极高，而且很费时。人口调查就是典型一例，一个稍大一点的国家甚至做不到每年都发布一次人口调查，因为随机调研实在是太耗时耗力了。

但有了云计算和数据库以后，获取足够大的样本数据乃至全体数据，就变得非常容易了。谷歌可以提供谷歌流感趋势的原因就在于它几乎覆盖了 7 成以上的北美搜索市场，而在这些数据中，已经完全没有必要抽样调查，所有的记录都在那里等待人们的挖掘和分析。

第二点其实建立在第一点的基础上。过去使用抽样的方法，就需要在具体运算上非常精确，因为所谓"差之毫厘便失之千里"。设想一下，在一个总样本为1亿人口中随机抽取1000人，如果在对1000人的运算出现错误的话，那么放大到1亿人中会有多大的偏差。但全样本时，有多少偏差就是多少偏差而不会被放大。谷歌人工智能专家诺维格在他的论文中写道：大数据基础上的简单算法比小数据基础上的复杂算法更加有效。

数据分析的目的并非仅仅就是数据分析，而是有其他用途，故而时效性也非常重要。精确的计算是以时间消耗为代价的，但在小数据时代，追求精确是为了避免放大的偏差而不得已为之。但在"样本＝总体"的大数据时代，"快速获得一个大概的轮廓和发展脉络，就要比严格的精确性要重要得多"。

第三个特征则非常有趣。相关性表明变量A和变量B有关，或者说A变量的变化和B变量的变化之间存在一定的正比（或反比）关系，但相关性并不一定是因果关系（A未必是B的因）。

亚马逊的推荐算法非常有名，能够根据消费记录告诉用户你可能会喜欢什么。这些消费记录有可能是别人的，也有可能是该用户历史上的。但它不能说出你为什么会喜欢的原因。难道大家都喜欢购买A和B，就一定等于你买了A之后就是买B吗？未必。但的确需要承认，相关性很高，或者说，概率很大。

舍恩伯格认为，大数据时代只需要知道是什么，而无须知道为什么。就像亚马逊的推荐算法一样，知道喜欢A的人很可能喜欢B，但却不知道其中的原因。

1.2　大数据的发展与趋势

1.2.1　大数据的发展

人类历史上从未有哪个时代和今天一样产生如此海量的数据，数据的产生已经完全不受时间、地点的限制。从开始采用数据库作为数据管理的主要方式开始,人类社会的数据产生方式大致经历了 3 个阶段,正是数据产生方式的巨大变化才最终导致大数据的产生。

（1）运营式系统阶段

数据库的出现使得数据管理的复杂度大大降低,实际中数据库大都为运营系统所采用,作为运营系统的数据管理子系统,如超市的销售记录系统、银行的交易记录系统、医院病人的医疗记录等。人类社会数据量第一次大的飞跃正是建立在运营式系统开始广泛使用数据库开始。这个阶段最主要的特点是数据往往伴随着一定的运营活动而产生并记录在数据库中,如超市每销售一件产品就会在数据库中产生相应的一条销售记录。这种数据的产生方式是被动的。

（2）用户原创内容阶段

互联网的诞生促使人类社会数据量出现第二次大的飞跃。但是真正的数据爆发产生于 Web2.0 时代,而 Web2.0 的最重要标志就是用户原创内容（UGC,user generated content）。这类数据近几年一直呈现爆炸性的增长,主要有两个方面的原因。

首先是新型社交网络的出现和快速发展,使得用户产生数据的意愿更加强烈。其次就是以智能手机、平板电脑为代表的新型移动设备的出现,这些易携带、全天候接入网络的移动设备使得人们在网上发表自己意见的途径更为便捷。这个阶段数据的产生方式是主动的。

（3）感知式系统阶段

人类社会数据量第三次大的飞跃最终导致了大数据的产生,今天我们正处于这个阶段。这次飞跃的根本原因在于感知式系统的广泛使用。随着技术的发展,人们已经有能力制造极其微小的带有处理功能的传感器,并开始将这些设备广泛布置于社会的各个角落,通过这些设备对整个社会的运转进行监控。这些设备会源源不断地产生新数据。这种数据的产生方式是自动的。

简单来说，数据产生经历了被动、主动和自动 3 个阶段。这些被动、主动和自动的数据共同构成了大数据的数据来源，但其中自动式的数据才是大数据产生的最根本原因。

正如 Google 的首席经济学家 Hal Varian 所说，数据是广泛可用的，所缺乏的是从中提取出知识的能力。数据收集的根本目的是根据需求从数据中提取有用的知识，并将其应用到具体的领域之中。正是由于大数据的广泛存在，才使得大数据问题的解决很具挑战性。而它的广泛应用，则促使越来越多的人开始关注和研究大数据问题。

大数据新型的应用需求，将推动整个信息技术产业的新一轮发展。渗透到各个行业和业务领域的大数据逐渐成为核心的竞争要素，而社会各领域对海量数据的运用引发新一轮浪潮涌来。美国、日本、英国等国家纷纷提出大数据战略，在国内，上海、重庆等主要城市也分别结合当地产业发展的需求，提出大数据发展战略。

2009 年，美国推出了最重要的数据开放平台"Data.gov"，是美国"开放政府"承诺的关键部分。该平台依照原始数据、地理数据和数据工具 3 个门类，涵盖了农业、气象、金融、就业、人口统计、教育、医疗、交通、能源等大约 50 个门类。2011 年，因为大数据技术蕴含着重要的战略意义，美国总统科技顾问委员会建议联邦政府加大大数据的投资研发力度。2013 年 3 月，白宫发布了《大数据研究和发展计划》，同时组建"大数据高级指导小组"。该计划描述了联邦政府 12 个关键部门开展大数据研发应用的行动计划，大数据研发应用将从以往的商业行为上升到美国国家战略部署的总体蓝图。

日本总务省信息通信政策审议会下设的"ICT 基本战略委员会"认为：提升日本竞争力，大数据应用不可或缺。新 ICT 战略重点关注大数据应用所需的云计算、传感器、社会化媒体等智能技术开发。新医疗技术开发、缓解交通拥堵等公共领域会得到大数据带来的便利与贡献。根据日本野村综合研究所的分析显示，日本大数据应用带来的经济效益将超过 20 万亿日元。

2013 年初，英国商业、创新与技能部注资 6 亿英镑发展八类高新技术，大数据独揽其中的 1.89 亿英镑。2013 年 5 月初，英国在牛津大学建设了医药卫生科研中心，以便综合运用大数据技术在医药卫生领域的应用，促进医疗数据分析方面的新进展，帮助科学家更好地理解人类疾病及其治疗方法；通过搜集、存储和分析大量医疗信息，确定新药物的研发方向，从而减少药物开发成本；同时为发现新的治疗手段提供线索。

2012 年 5 月 29 日，联合国"全球脉动"（global pulse）计划发布《大数据开发：机遇与挑战》报告。该报告指出，由于世界正变得越来越难以控制，而事物之间存在着相互联系，政策制定者更倾向于利用包括社交网络在内的大数据资源造福人类。

国内从 2013 年起，上海、重庆等地纷纷推出了各自的大数据战略。2013 年 7 月，上海市科学技术委员会发布《上海推进大数据研究与发展三年行动计划（2013—2015 年）》，并发起成立了上海大数据产业技术创新战略联盟。其核心内容是六大平台和六大行业应用：建立六大领域的大数据公共服务平台，包括医疗卫生、食品安全、终身教育、智慧交通、公共安全、科技服务，重点选取金融证券、互联网、数字生活、公共设施、制造和电力等具有迫切需求的行业，开展大数据行业应用研发。2013 年 7 月 30 日重庆发布的《重庆市大数据行动计划》，重点开展的应用包括电子政务、民生服务、城市管理等行业。

1.2.2　大数据的趋势

大数据于 2012、2013 年达到认识高潮，2014 年后对其认知趋于理性（图 1-1，图 1-2）。

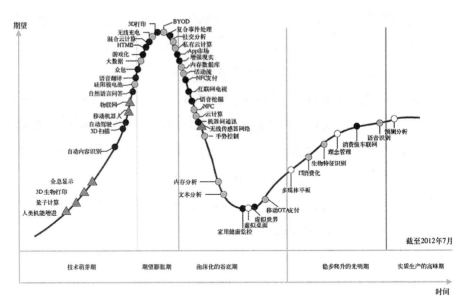

图 1-1　2012~2013 年技术发展趋势预测

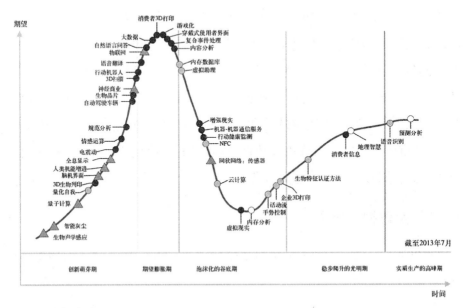

图 1-2　2013~2014 年技术发展趋势预测

　　图 1-1 和图 1-2 是 Gartner 公司于 2012 年和 2013 年发布的技术发展趋势预测。Gartner 公司创立于 1979 年，是世界最大的 IT 研究与顾问咨询公司。其每年发布的技术成熟度曲线（Hype Cycle）是科技产业界的风向标。技术成熟度曲线指的是企业用来评估新科技的可见度，利用时间轴与市面上的可见度（媒体曝光度）决定要不要采用新科技的一种工具。技术成熟度曲线是描述大数据发展趋势很好的工具或资源。

　　2012 年，Gartner 公布了 2012 ～ 2013 年技术发展趋势预测，分析了新技术和应用创新带来的变化，并预测技术发展的趋势，公布了 48 项即将大热的技术（图 1-1），与 2013 年公布的 2013 ～ 2014 年技术发展趋势预测报告（图 1-2）比较，可以看出大数据发展态势：2012 年大数据处于上升的位置，而在 2013 年大数据达到巅峰状态。

　　Google 趋势亦是描述大数据发展趋势很好的工具或资源。Google 趋势分析通过主题在资讯文章中出现的频率，以及经常搜索它们的地理区域分布，反映全世界不同人所喜爱的主题关注度和研究热度。当我们以 "Big Data" 为搜索词汇进行新闻搜索时，结果如图 1-3 所示。2011 年热度曲线开始出现拐点，在 2012 年迅速上升，并于 2014 年出现历史最高峰，以后则逐渐平稳。

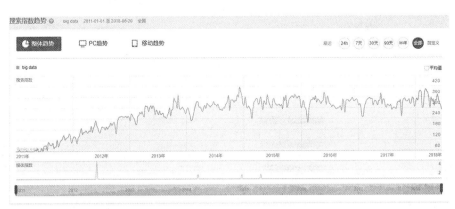

图 1-3　以 "Big Data" 为关键词的新闻搜索随时间的变化趋势

　　就国内情况来看，"大数据" 在 2013 年 12 月份开始出现拐点并快速上升，到 2014 年 3 月达到峰值，如图 1-4 所示。而从图 1-5 中可以看出，研究最热的城市（省）分别为北京市、上海市和广东省，紧接着为湖北省和四川省，搜索的关键词主要为"大智慧数据"和"大数据量"。而上升速度最快的为"mysql 大数据""oracle 大数据""大数据分析"和"大数据时代"，如图 1-6 所示。

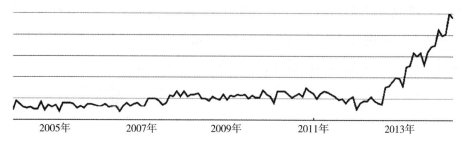

2005年   2007年   2009年   2011年   2013年

图 1-4   以"大数据"为关键词的新闻搜索随时间的变化趋势

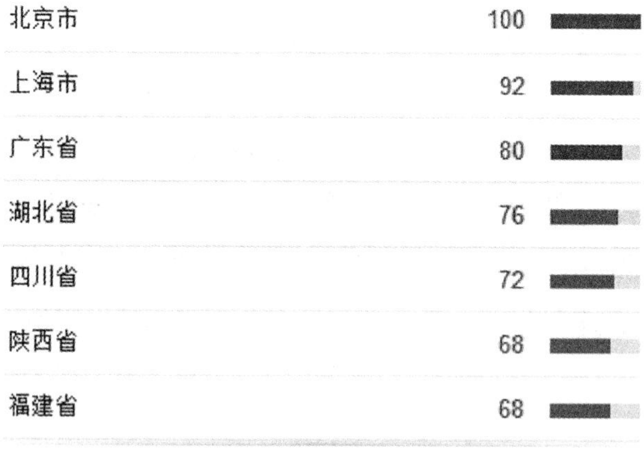

北京市	100
上海市	92
广东省	80
湖北省	76
四川省	72
陕西省	68
福建省	68

图 1-5   大数据研究在国内的热度分布

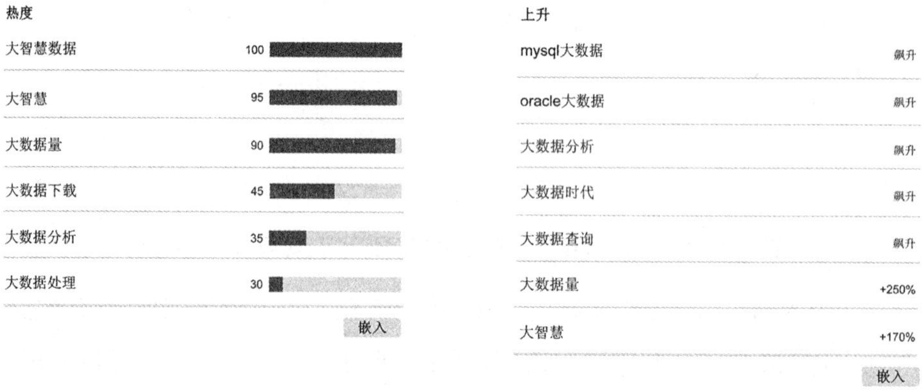

热度		上升	
大智慧数据	100	mysql大数据	飙升
大智慧	95	oracle大数据	飙升
大数据量	90	大数据分析	飙升
大数据下载	45	大数据时代	飙升
大数据分析	35	大数据查询	飙升
大数据处理	30	大数据量	+250%
	嵌入	大智慧	+170%
			嵌入

图 1-6   关于大数据的词汇热度分析

在全球范围内，随着大数据相关技术、产品、应用和标准的不断发展，逐渐形成了包括数据资源与 API、开源平台与工具、数据基础设施、数据分析、数据应用等板块构成的大数据生态系统，并持续发展和不断完善。大数据的发展热点呈现出从技术向应用、再向治理的逐渐迁移。研究发展大数据技术、运用大数据推动经济发展、完善社会治理、提升政府服务和监管能力正成为发展趋势。

我国的互联网大数据领域发展态势良好。2012 年 6 月，中国计算学会（china computer federation,CCF）成立大数据专家委员会，主要讨论大数据的核心科学与技术问题。2013 年 12 月 1 日，CCF 大数据专家委员会发布了《中国大数据技术产业发展白皮书（2013 年）》，提出了大数据采集与预处理、大数据存储与管理、大数据计算模式与系统、大数据分析与挖掘、大数据可视化计算及大数据隐私与安全 6 个方面问题与挑战、进展及发展趋势。2015 年 9 月，国务院发布《促进大数据发展行动纲要》，其中重要任务之一就是"加快政府数据开放共享，推动资源整合，提升治理能力"。

国家大数据战略实施以来，地方政府纷纷响应联动、积极谋划布局，大数据发展呈现出蓬勃之势。国家发改委组织建设 11 个国家大数据工程实验室，为大数据领域相关技术创新提供支撑和服务。"十三五"期间在国家重点研发计划中实施了"云计算和大数据"重点专项，我国在大数据内存计算、协处理芯片、分析方法等方面取得一些关键技术的突破，在大数据存储、处理方面研发了一些重要产品，有效地支撑了大数据应用；国内互联网公司推出的大数据平台和服务，处理能力跻身世界前列，特别是我国在移动支付、网络征信、电子商务等应用领域取得国际先进甚至领先的重要进展。

目前，我国不同的行业领域正在积极推进数字化转型、网络化重构、智能化提升，大力推动行业大数据的应用。

1.3　大数据的价值与标准化

1.3.1　大数据的价值

大数据时代已经到来，认同这一判断的人越来越多。那么，大数据意味着什么？到底会改变什么？仅仅从技术角度回答，已不足以解惑。大数据只是宾语，离开了人这个主语，再大也没有意义。我们需要把大数据放在人的背景中加以透视，理解它作为时代变革力量的所以然。

（1）变革价值的力量

未来 10 年，决定中国是不是有大智慧的核心意义标准，就是国民幸福，一是体现在民生上，二是体现在生态上。通过大数据让有意义的事变得明晰，看清楚在人与人关系上，做得是否比以前更有意义，使我们坚定地进入意义明晰的未来时代。

（2）变革经济的力量

生产者是有价值的，消费者是价值的意义所在，有意义的才有价值。消费者不认同的，就卖不出去，就实现不了价值；只有消费者认同的，才卖得出去，才实现了价值。大数据帮助我们从消费者这个源头识别意义，从而帮助生产者实现价值。这就是启动内需的原理。

（3）变革组织的力量

随着具有语义网特征的数据基础设施和数据资源发展起来，组织的变革就越来越显得不可避免。大数据将推动网络结构产生无组织的组织力量，最先反映这种结构特点的，是各种各样去中心化的 WEB2.0 应用，如 RSS、维基、博客等。大数据之所以成为时代变革力量，在于其通过追随意义而获得智慧。

1.3.2　从零散数据到大数据

大数据的出现，必将颠覆传统的数据管理方式，在数据来源、数据处理方式和数据思维等方面都会带来革命性的变化。本书作者主要从事数据库领域的研究，编写本书时，主要侧重于从数据库存储和管理方面介绍大数据技术。数据库研究人员和从业人员，必须清楚的是，从数据库到大数据，看似只是一个简单的技术演进，但细细考究不难发现两者有着本质上的差别。

如果要用简单的方式来比较传统的数据库和大数据的区别的话，"池塘捕鱼"和"大海捕鱼"是个很好的类比。"池塘捕鱼"代表着传统数据库时代的数据管理方式，而"大海捕鱼"则对应着大数据时代的数据管理方式。"鱼"是待处理的数据，"捕鱼"环境条件的变化导致了"捕鱼"方式的根本性差异，主要体现在以下几个方面。

（1）数据规模

"池塘"和"大海"最容易发现的区别就是规模。"池塘"规模相对较小，即便是以前认为比较大的"池塘"，譬如 VLDB（very large database）和 XLDB（extremely large data base）相比，仍旧偏小。"池塘"的处理对象通常以 MB 为基本单位，而"大海"则常常以 GB，甚至是 TB、PB 为基本处理单位。

（2）数据类型

过去的"池塘"中，数据的种类单一，往往仅有一种或少数几种，这些数据又以结构化数据为主。而在"大海"中，数据的种类繁多，数以千计，而这些数据又包含着结构化、半结构化及非结构化，并且半结构化和非结构化数据所占份额越来越大。

（3）模式和数据的关系

传统的数据库都是先有模式，然后才会产生数据。这就如同先选好合适的"池塘"，然后才会向其中投放适合在该"池塘"环境生长的"鱼"。

而大数据时代很多情况下难以预先确定模式，模式只有在数据出现之后才能确定，而且模式随着数据量的增长处于不断的演变之中。这就像"大海"中先有少量的鱼类，随着时间推移，鱼的种类和数量都在不断增长。鱼的变化会使大海的成分和环境处于不断的变化之中。

（4）处理对象

在"池塘"中捕鱼，"鱼"仅仅是其捕捞对象。而在"大海"中，"鱼"除了是捕捞对象之外，还可以通过某些"鱼"的存在来判断其他种类的"鱼"是否存在。也就是说，传统数据库中数据仅作为处理对象；而在大数据时代，要将数据作为一种资源来辅助解决其他诸多领域的问题。

（5）处理工具

捕捞"池塘"中的"鱼"，一种或少数几种"渔网"基本就可以应对，也就是所谓的"one size fits all"。但是在"大海"中，不可能存在一种渔网能够捕获所有的鱼类，也就是说"no size fits all"。

从"池塘"到"大海"，不仅仅是规模的变大。传统的数据库代表着数据工程（data engineering）的处理方式；大数据时代的数据已不仅仅只是工程处理的对象，需要采取新的数据思维来应对。图灵奖获得者、著名数据库专家 Jim Gray 博士观察并总结人类自古以来，在科学研究上先后历经了实验、理论和计算 3 种范式。当数据量不断增长和累积到今天，传统的 3 种范式在科学研究，特别是一些新的研究领域已经无法很好地发挥作用，需要有一种全新的第四种范式指导新形势下的科学研究。基于这种考虑，Jim Gray 提出了一种新的数据探索型研究方式，被其称之为科学研究的"第四种范式"（the fourth paradigm）。

第四种范式的实质就是从以计算为中心，转变到以数据处理为中心，也就是我们所说的数据思维。这种方式需要我们从根本上转变思维。正如前面提到的"捕鱼"，在大数据时代，数据不仅仅是"捕捞"的对象，而应当转变成一种基础资源，用数据这种资源来协同解决其他诸多领域的问题。计算社会科学（computational social science）基于特定社会需求，在特定的社会理论指导下，收集、整理和分析数据足迹（data print），以便进行社会解释、监控、预测与规划的过程和活动。计算社会科学是一种典型的需要采用第四种范式来做指导的科学研究领域。Duncan J. Watts 在 *Nature* 上发表的文章"A twenty-first century science"中也指出：借助于社交网络和计算机分析技术，21世纪的社会科学有可能实现定量化的研究，从而成为一门真正的自然科学。

1.3.3　大数据的标准化

（1）国外大数据标准化现状

随着大数据技术的不断发展，各个国际标准化组织也纷纷展开了大数据标准化的研究。

ISO/IEC JTC1：国际标准化组织 / 国际电工委员会第一联合技术委员会（Joint Technical Committee of the International Organization for Standardization and the International Electrotechnical Comission,ISO/IEC JTC1）成立了大数据研究组，其目的是研究 ISO、IEC 和其他标准化组织大数据相关的技术、标准、模型、研究报告、用例和应用情况；研究大数据领域常用的术语和用例；评估现有大数据标准化市场需要情况，判别标准空白，并给出 JTC1 未来基础标准化工作的优先顺序的建议。

ITU-T：国际电信联盟远程通信标准化组织（ITU Telecommunication Standardization Sector,ITU-T）下的第十三研究组（SG13）正在进行大数据需求方面的研究，建立了基于云计算的大数据需求和能力项目。

NIST：美国国家标准与技术研究院（National Institute of Standards and Technology,NIST）启动了大数据公共工作组项目，其目标是研究一致的定义、分类、安全参考架构和技术路线，在工业界、学术界、政府内对大数据形成一致的观点。

CSCC：云标准用户协会（Cloud Standards Customer Council,CSCC）

成立了大数据工作组，各个行业的用户组织借此分享大数据应用的最佳实践。

SNIA：全球网络存储工业协会（Storage Networking Industry Association, SNIA）成立了大数据分析技术委员会（Analytics and Big Data Committee, ABDC），致力于大数据分析的市场培育和发展，并注重和大数据分析相关的产业主体的合作，共同推动大数据的市场拓展和教育。ABDC技术委员会在大数据分析方面的工作侧重于存储和存储网络的使用。

WBDB：美国NSF、SDSC/CLDS等机构发起的大数据标准研讨会（Workshop on Big Data Benchmarking,WBDB），其目的是通过评估大数据应用的软硬件系统，促进行业标准和基准测试的发展，并推动实现不同的大数据解决方案的公平比较。

DMG：数据挖掘组（Data Mining Group,DMG）是独立的、由厂商领导的组织，专门研发数据挖掘标准，正式会员有IBM、Microstrategy、SAS、SPSS等。该组织开发的预测模型标记语言标准（predictive model markup language,PMML）是统计和数据挖掘模型的业界领先标准，受到20多家厂商和组织的支持。使用PMML易于把一种应用系统上开发的模型部署到另一种应用系统上。

CSA：云安全联盟（Cloud Security Alliance,CSA）成立于2009年，是致力于提供云计算安全保障的非营利性组织，主要成员有eBay、ING、Qualys、PGP、Zscaler等。其还成立了大数据工作组（Big Data Working Group,BDWG），主要开发数据中心与隐私问题的可升级技术，引领并明确大数据的安全与隐私，以帮助行业与政府在最佳实践中的实施，并与其他组织建立联络关系以便协调大数据安全与隐私标准的制定，推动创新研究的采用以解决安全与隐私问题。

（2）国内大数据标准化现状

表1-1介绍了目前我国大数据标准化研究工作情况。大数据标准化研究主要集中在基础标准层面。

表1-1　大数据标准集

标准	大数据平台技术参考架构	大数据存储平台总体技术要求	大数据处理平台第1部分：总体技术要求
描述	对大数据生命周期的各个阶段，包括数据采集、数据处理、数据存储、数据分析等各个阶段所涉及的技术制定统一的技术参考架构，对理解大数据领域的技术统一认识	规定大数据存储平台的总体技术要求，包括存储平台的参考架构和技术要求，其中参考架构主要关注在存储系统功能及接口上，技术要求则从大数据应用的4V特征出发，给出对大数据存储平台的要求，如功能要求、性能要求、可扩展性要求、可靠性要求等	规定大数据处理平台的总体技术要求，包括大数据处理平台的参考架构、技术要求、数据格式定义、资源管理框架等
标准	大数据处理平台第2部分：基于映射规约（MapReduce）的大数据处理接口	大数据处理平台第3部分：基于块同步并行（BSP）的大数据处理接口	大数据处理平台第4部分：基于消息传递接口（MPI）的大数据处理接口
描述	规定MapReduce大数据处理的接口规范，包括集群配置、核心接口（映射、规约、分区、本地分组）、运行环境配置、作业控制等	规定块同步并行BSP大数据处理的接口规范，包括集群配置、核心通信接口、运行环境配置、作业控制等	规定MPI数据处理的接口规范，包括语言和数据绑定、点对点通信接口、通信接口、组、上下文及通信子等
标准	大数据处理平台第5部分：基于流计算的大数据处理接口	大数据分析平台总体技术要求	通用数据导入接口规范
描述	规定大数据分布式流处理平台接口总体技术要求，包括大数据分布式流处理平台技术/功能要求、用户编程接口（API）、集群资源管理框架及接口等	给出大数据分析的范畴及内容，包括大数据分析的过程、体系结构等，将大数据分析过程抽象成高层过程模型，最终形成大数据分析的高层体系结构。本标准主要针对大数据分析的概念模型，制定一个综合性的数据分析参考模型	制定的通用数据导入接口规范，面向大数据的主要特征，同时兼顾数据访问的高性能，并支持标准的SOAP协议和FTP协议，其中基于SOAP协议的Web service接口用于实时获得信息接口，而FTP接口将用于大容量的批量数据接口，至于Socket接口则用于应对高性能高可用性的实时数据访问接口

标准	大数据质量评价指标	通用数据导入接口测试规范	大数据存储平台测试规范
描述	数据质量的参差不齐严重影响了大数据平台的数据处理和分析效率。对进入大数据平台的数据质量从多个方面进行评价，以便大数据处理和分析平台的数据在质量方面有所保障	通用数据导入接口测试规范，包括测试目的、测试场景、测试步骤、测试结果等	规定了大数据存储平台的测试环境、测试工具、测试方法和测试用例，从存储平台的总体技术要求和存储接口两个方面制定测试规范

1.3.4　大数据与其他数据的区别

从对象角度看，大数据是大小超出典型数据库软件采集、储存、管理和分析等能力的数据集合。需要注意的是，大数据并非大量数据的简单无意义的堆积，数据量大并不意味着一定具有可观的利用前景。由于最终目标是从大数据中获取更多有价值的"新"信息，必然要求这些大量的数据之间存在着或远或近，或直接或间接的关联性，才具有相当的分析挖掘价值。数据间是否具有结构性和关联性，是"大数据"与"大规模数据"的重要差别。

从技术角度看，大数据技术是从各种各样类型的大数据中，快速获得有价值信息的技术及其集成。"大数据"与"大规模数据""海量数据"等类似概念间的最大区别，就在于"大数据"这一概念中包含着对数据对象的处理行为。为了能够完成这一行为，从大数据对象中快速挖掘更多有价值的信息，使大数据"活起来"，就需要综合运用灵活的、多学科的方法，包括数据聚类、数据挖掘、分布式处理等，而这就需要拥有对各类技术、各类软硬件的集成应用能力。可见，大数据技术是使大数据中所蕴含的价值得以发掘和展现的重要工具。

从应用角度看，大数据是对特定的大数据集合、集成应用大数据技术，获得有价值信息的行为。正由于与具体应用紧密联系，甚至是一对一的联系，才使得"应用"成为大数据不可或缺的内涵之一。

1.4　云计算、物联网与大数据

1.4.1　云计算与大数据

近几年来，云计算受到学术界和工业界的热捧，随后，大数据横空出世，更是炙手可热。那么，大数据和云计算之间是什么关系呢？

（1）从整体上看，大数据与云计算是相辅相成的

大数据着眼于"数据"，关注实际业务，提供数据采集分析挖掘，看重的是信息积淀，即数据存储能力。云计算着眼于"计算"，关注 IT 解决方案，提供 IT 基础架构，看重的是计算能力，即数据处理能力。没有大数据的信息积淀，云计算的计算能力再强大，也难以找到用武之地；没有云计算的处理能力，大数据的信息积淀再丰富，也终究只是镜花水月。

（2）从技术上看，大数据根植于云计算

云计算关键技术中的海量数据存储技术、海量数据管理技术、MapReduce 编程模型，都是大数据技术的基础。

（3）大数据与云计算有相同之处，也有差异

大数据与云计算的异同见表 1-2。

表 1-2　大数据和云计算的异同

	大数据	云计算
总体关系	云计算为大数据提供了有力的工具和途径，大数据为云计算提供了很有价值的用武之地	
相同点	1. 都是为数据存储和处理服务 2. 都需占用大量的存储和计算资源，因而都需用到海量数据存储技术、海量数据管理技术、MapReduce 等并行处理技术	

续表

		大数据	云计算
不同点	背景	现有的数据处理技术不能胜任社交网络和物联网产生的大量异构数据，但这些数据存在很大价值	基于互联网的服务日益丰富和频繁
	目的	充分挖掘海量数据中的信息	通过互联网更好地调用、扩展、管理计算及存储方面的资源和能力
	对象	数据	IT资源、能力和应用
	推动力量	从事数据存储与处理的软件厂商和拥有大量数据的企业	生产计算及存储设备的厂商、拥有计算及存储资源的企业
	带来的价值	发现数据中的价值	节省IT部署成本

（4）大数据与云计算相结合

大数据与云计算相结合会带来什么？如图1-7所示。

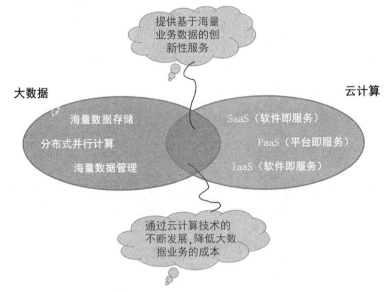

图1-7　大数据与云计算相结合

（5）大数据的商业模式与架构，云计算及其分布式结构是重要途径

大数据处理技术正在改变目前计算机的运行模式，正在改变着这个世界。它能处理几乎各种类型的海量数据，无论是微博、文章、电子邮件、文档、音频、视频，还是其他形态的数据。它工作的速度非常快速，实际上几乎实时。它具有普及性，因为它所用的都是最普通低成本的硬件。而云计算将计算任务分布在大量计算机构成的资源池上，使用户能够按需获取计算力、存储空间和信息服务。云计算及其技术带给人们廉价获取巨量计算和存储的能力，云计算分布式架构能够很好地支持大数据存储和处理需求。这样的低成本硬件＋低成本软件＋低成本运维，更加经济和实用，使得大数据处理和利用成为可能。

1.4.2　物联网与大数据

物联网是新一代信息技术的重要组成部分，其英文名称是"the internet of things"。顾名思义，"物联网就是物物相连的互联网"。这有两层意思：第一，物联网的核心和基础仍然是互联网，是在互联网基础上的延伸和扩展的网络；第二，其用户端延伸和扩展到了任何物品与物品之间，进行信息交换和通信。物联网通过智能感知、识别技术与普适计算、泛在网络的融合应用，被称为继计算机、互联网之后世界信息产业发展的第三次浪潮。物联网是互联网的应用拓展，与其说物联网是网络，不如说物联网是业务和应用。因此，应用创新是物联网发展的核心，以用户体验为核心的创新 2.0 是物联网发展的灵魂。

物联网架构可分为 3 层，包括感知层、网络层和应用层。

感知层：由各种传感器构成，包括温湿度传感器、二维码标签、RFID 标签和读写器、摄像头、GPS 等感知终端。感知层是物联网识别物体、采集信息的来源。

网络层：由各种网络，包括互联网、广电网、网络管理系统和云计算平台等组成，是整个物联网的中枢，负责传递和处理感知层获取的信息。

应用层：是物联网和用户的接口，与行业需求结合，实现物联网的智能应用。

物联网用途广泛，遍及智能交通、环境保护、政府工作、公共安全、平安家居、智能消防、工业监测、环境监测、路灯照明管控、景观照明管控、楼宇照明管控、广场照明管控、老人护理、个人健康、花卉栽培、水系监测、食品溯源、敌情侦查和情报搜集等多个领域。

国际电信联盟于 2005 年的报告曾描绘"物联网"时代的图景：当司机出现操作失误时汽车会自动报警；公文包会提醒主人忘记带东西；衣服会"告诉"洗衣机对颜色和水温的要求等。

物联网在物流领域内的应用：一家物流公司应用物联网系统的货车，当装载超重时，汽车会自动告诉你超载了，并且超载多少，但空间还有剩余，告诉你轻重货怎样搭配；当搬运人员卸货时，一只货物包装可能会大叫"你扔疼我了"，或者说"亲爱的，请你不要太野蛮，可以吗"；当司机在和别人闲谈，货车会装作老板的声音怒吼"笨蛋，该发车了"！

物联网将新一代 IT 技术充分运用在各行各业之中，具体地说，就是把感应器嵌入和装备到电网、铁路、桥梁、隧道、公路、建筑、供水系统、大坝、油气管道等各种物体中，然后将"物联网"与现有的互联网整合起来，实现人类社会与物理系统的整合。在这个整合的网络当中，存在能力超级强大的中心计算机集群，能够对整合网络内的人员、机器、设备和基础设施实施实时的管理和控制，在此基础上，人类可以以更加精细和动态的方式管理生产和生活，达到"智慧"状态，提高资源利用率和生产力水平，改善人与自然间的关系。

物联网、移动互联网，再加上传统互联网，每天都在产生海量数据，而大数据又通过云计算的形式，将这些数据筛选处理分析，提取出有用的信息。这就是大数据分析。

1.4.3　误读大数据

大数据对于悲观者而言，意味着数据存储世界的末日，对乐观者而言，这里孕育了巨大的市场机会。庞大的数据就是一个信息金矿，随着技术的进步，其财富价值将很快被我们发现，而且越来越容易。

随着物联网和云计算的研究和应用的不断深入，对大数据的研究越来越引起广泛的重视，但同时对大数据及其处理技术产生了很多错误的认识。业界有大量关于何谓大数据及它可以做什么的说法，其中有很多是相互矛盾的，都存在一定的片面性。其主要有 3 种典型的错误说法：①关系型数据库不能扩展到非常大的数据量，故不被认为是大数据的技术。②无论工作负载有多大，还是使用场景如何，Hadoop（或推而广之，任何 MapReduce 的环境）都是大数据的最佳选择。③基于数据模型的数据库管理系统的时代已经结束了，数据模型必须以大数据的方式来建立。

正确的结论是，新型关系型数据库既可解决结构化和非结构化数据，也可满足大数据的数量和速度要求，相比较而言，Hadoop 型解决方案是片面的，不能解决很多的关系型应用环境问题，不一定是最佳选择，大数据管理和处理有更优的解决方案和技术路线。

1.5 大数据技术

大数据本身是一个现象而不是一种技术，伴随着大数据的采集、传输、处理和应用的相关技术就是大数据处理技术，是一系列使用非传统的工具来对大量的结构化、半结构化和非结构化数据进行处理，从而获得分析和预测结果的一系列数据处理技术，或简称大数据技术。

1.5.1 大数据技术框架

大数据技术框架如图 1-8 所示。

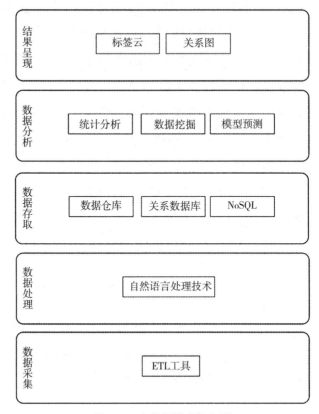

图 1-8　大数据技术框架图

（1）数据采集

ETL 工具负责将分布的、异构数据源中的数据，如关系数据、平面数据文件等抽取到临时中间层后进行清洗、转换、集成，最后加载到数据仓库或数据集市中，成为联机分析处理、数据挖掘的基础。

（2）数据处理

自然语言处理（natural language processing,NLP）是研究人与计算机交互的语言问题的一门学科。处理自然语言的关键是要让计算机"理解"自然语言，故自然语言处理又称自然语言理解（natural language understanding,NLU），也称计算语言学（computational linguistics）。一方面它是语言信息处理的一个分支，另一方面它是人工智能（artificial intelligence,AI）的核心课题之一。

（3）数据存取

数据存取包括数据仓库、关系数据库、NoSQL 等。

（4）数据分析

数据分析包括 3 个方面：①统计分析：包括假设检验、显著性检验、差异分析、相关分析、T 检验、方差分析、卡方分析、偏相关分析、距离分析、回归分析、简单回归分析、多元回归分析、逐步回归、回归预测与残差分析、岭回归、logistic 回归分析、曲线估计、因子分析、聚类分析、主成分分析、因子分析、快速聚类法与聚类法、判别分析、对应分析、多元对应分析（最优尺度分析）、Bootstrap 技术等。②数据挖掘：包括分类（classification）、估计（estimation）、预测（prediction）、相关性分组或关联规则（affinity grouping or association rules）、聚类（clustering）、描述和可视化（description and visualization）、复杂数据类型挖掘（如 Text、Web、图形图像、视频、音频等）。③模型预测：包括预测模型、机器学习、建模仿真。

（5）结果呈现

如标签云、关系图等。

1.5.2 大数据存储和管理技术

Big Data 是近来的一个技术热点，但从名字就能判断它并不是什么新词汇。毕竟，大是一个相对概念。历史上，数据库、数据仓库、数据集市等信息管理领域的技术，很大程度上也是为了解决大规模数据的问题。被誉为数据仓库之父的 Bill Inmon（比尔·恩门）早在 20 世纪 90 年代就经常将 Big Data 挂在嘴边了。

然而，Big Data 作为一个专有名词成为热点，主要应归功于近年来互联网、云计算、移动和物联网的迅猛发展。无所不在的移动设备、RFID、无线传感器每分每秒都在产生数据，数以亿计用户的互联网服务时时刻刻在产生巨量的交互……要处理的数据量实在是太大、增长太快了，而业务需求和竞争压力对数据处理的实时性、有效性又提出了更高要求，传统的常规技术手段根本无法应付。

在这种情况下，技术人员纷纷研发和采用了一批新的大数据存储和管理技术，主要包括分布式缓存、分布式数据库系统、分布式文件系统、NoSQL 等。

（1）分布式缓存

使用 CARP（caching array routing protocol）技术，可以产生一种高效率无接缝式的缓存，使用上让多台缓存服务器形同一台，并且不会造成数据重复存放的情况。分布式缓存提供的数据内存缓存可以分布于大量单独的物理机器中。换句话说，分布式缓存所管理的机器实际上就是一个集群。它负责维护集群中成员列表的更新，并负责执行各种操作，比如说在集群成员发生故障时执行故障转移，以及在机器重新加入集群时执行故障恢复。

分布式缓存支持一些基本配置：重复（replicated）、分区（partitioned）和分层（tiered）。

重复（replication）：用于提高缓存数据的可用性。在这种情况下，数据将重复缓存在分布式系统的多台成员机器上，这样只要有一个成员发生故障，其他成员便可以继续处理该数据的提供。

分区（partitioning）：是一种用于实现高可伸缩性的技巧。通过将数据分区存放在许多机器上，内存缓存的大小将随着机器的增加而呈线性增长。结合分区和重复这两种机制创建出的缓存可同时具备大容量和高可伸缩的特性。

分层：也称客户机－服务器（client-server）缓存，是一种拓扑结构，在该结构中缓存功能将集中于一组机器上。缓存客户机通常并不会亲自执行任何缓存操作，而是连接到缓存并检索或更新其中的数据。分层缓存架构可以包含多层结构。

　　Memcached 是 danga.com（运营 LiveJournal 的技术团队）开发的一套分布式内存对象缓存系统，用于在动态系统中减少数据库负载，提升性能。许多 Web 应用程序都将数据保存到 RDBMS 中，应用服务器从中读取数据并在浏览器中显示。但随着数据量的增大，访问的集中，就会出现 REBMS 的负担加重，数据库响应恶化，网站显示延迟等重大影响。Memcached 是高性能的分布式内存缓存服务器，一般的使用目的是通过缓存数据库查询结果，减少数据库的访问次数，以提高动态 Web 应用的速度，提高扩展性。

　　Memcached 作为高速运行的分布式缓存服务器具有以下特点：①协议简单：Memcached 的服务器客户端通信并不使用复杂的 MXL 等格式，而是使用简单的基于文本的协议。②基于 libevent 的事件处理：libevent 是个程序库，它将 Linux 的 epoll、BSD 类操作系统的 kqueue 等时间处理功能封装成统一的接口。Memcached 使用这个 libevent 库，故能在 Linux、BSD、Solaris 等操作系统上发挥其高性能。③内置内存存储方式：为了提高性能，Memcached 中保存的数据都存储在 Memcached 内置的内存存储空间中。由于数据仅存在于内存中，故重启 Memcached，重启操作系统会导致全部数据消失。另外，内容容量达到指定的值之后 Memcached 会自动删除不适用的缓存。④ Memcached 不互相通信的分布式：Memcached 尽管是"分布式"缓存服务器，但服务器端并没有分布式功能。各个 Memcached 不会互相通信以共享信息，它的分布式主要是通过客户端实现的。

　　Memcached 处理的原子是每一个（Key,Value）对（以下简称 KV 对），Key 会通过一个 hash 算法转化成 hash-Key，便于查找、对比及做到尽可能的散列。同时，Memcached 用的是一个二级散列，通过一张大 hash 表来维护。

　　Memcached 由两个核心组件组成：服务端（ms）和客户端（mc）。在一个 Memcached 的查询中，ms 先通过计算 Key 的 hash 值来确定 KV 对所处在的 ms 位置。当 ms 确定后，mc 就会发送一个查询请求给对应的 ms，让它来查找确切的数据。因为这之间没有交互及多播协议，故 Memcached 交互带给网络的影响是最小化的。

MemcacheDB 是一个分布式、Key-Value 形式的持久存储系统。它不是一个缓存组件，而是一个基于对象存取的、可靠的、快速的持久存储引擎。协议与 Memcached 一致（不完整），故很多 Memcached 客户端都可以跟它连接。MemcacheDB 采用 BerkeleyDB 作为持久存储组件，故很多 BerkeleyDB 的特性它都支持。

类似这样的产品很多，如淘宝 Tair 就是 Key-Value 结构存储，在淘宝得到了广泛使用。后来 Tair 也做了一个持久化版本，思路与新浪 MemcacheDB 一致。

（2）分布式数据库系统

通常使用较小的计算机系统，每台计算机可单独放在一个地方，每台计算机中都有 DBMS 的一份完整拷贝副本，并具有自己局部的数据库，位于不同地点的许多计算机通过网络互相连接，共同组成一个完整的、全局的大型数据库。

分布式数据库系统是数据库系统与计算机网络相结合的产物。分布式数据库系统产生于 20 世纪 70 年代末期，在 20 世纪 80 年代进入迅速成长阶段。由于数据库应用需求的拓展和计算机硬件环境的改变，计算机网络与数字通信技术的飞速发展，卫星通信、蜂窝通信、计算机局域网、广域网和 Internet 的迅速发展，使得分布式数据库系统应运而生，并成为计算机技术最活跃的研究领域之一。

分布式数据库系统符合信息系统应用的需求，符合当前企业组织的管理思想和管理方式。对于地域上分散而管理上又相对集中的大企业而言，数据通常是分布存储在不同的地理位置，每个部门都会负责维护与自己工作相关的数据。整个企业的信息就被分隔成多个"信息孤岛"。分布式数据库为这些信息孤岛提供了一座桥梁。分布式数据库的结构能够反映当今企业组织的信息数据结构，本地数据保存在本地维护，而又可以在需要时存取异地数据，也就是说，既需要有各部门的局部控制和分散管理，同时也需要整个组织的全局控制和高层次的协同管理。这种协同管理要求各部门之间的信息既能灵活交流与共享，又能统一管理和使用，自然而然就提出了对分布式数据库系统的需求。随着应用需求的扩大和要求的提高，人们越来越认识到集中式数据库的局限性，迫切需要把这些子部门的信息通过网络连接起来，组成一个分布式数据库。

世界上第一个分布式数据库系统 SDD-1，是由美国计算机公司于 1976 ～ 1978 年设计的，并于 1979 年在 DEC-10 和 DEC-20 计算机上实现。

Spanner 是一个可扩展、多版本、全球分布式并支持同步复制的分布式数据库，是 Google 的第一个可以全球扩展并且支持外部一致性事务的分布式数据库。Spanner 能做到这些，离不开一个用 GPS 和原子钟实现的时间 API。API 能将数据中心之间的时间同步精确到 10ms 以内。因此，Spanner 有几个给力的功能：无锁读事务、原子模式修改、读历史数据无阻塞。

（3）分布式文件系统

谈到分布式文件系统，不得不提的是 Google 的 GFS。基于大量安装有 Linux 操作系统的普通 PC 构成的集群系统，整个集群系统由一台 Master（通常有几台备份）和若干台 Trunk Server 构成。GFS 中文件被分成固定大小的 Trunk 分别存储在不同的 Trunk Server 上，每个 Trunk 有多份（通常为 3 份）拷贝，也存储在不同的 Trunk Server 上。Master 负责维护 GFS 中的 Metadata，即文件名及其 Trunk 信息。客户端先从 Master 上得到文件的 Metadata，根据要读取的数据在文件中的位置与相应的 Trunk Server 通信，获取文件数据。

2004 年，Google 在"操作系统设计与实现"会议上公开发表了题为 "MapReduce:Simplified Data Processing on Large Clusters"的论文之后，就诞生了 Hadoop。截至今日，Hadoop 被很多中国最大互联网公司所追捧，百度的搜索日志分析，腾讯、淘宝和支付宝的数据仓库都可以看到 Hadoop 的身影。Hadoop 具备低廉的硬件成本、开源的软件体系、较强的灵活性、允许用户自己修改代码等特点，同时能支持海量数据存储和计算任务。

（4）NoSQL 型数据库

NoSQL 型数据库，指的是非关系型的数据库。随着互联网 web2.0 网站的兴起，传统的关系数据库在应付 web2.0 网站，特别是超大规模和高并发的 SNS 类型的 web2.0 纯动态网站已经显得力不从心，暴露了很多难以克服的问题，而非关系型的数据库则由于其本身的特点得到了非常迅速的发展。

现今的计算机体系结构在数据存储方面要求具备庞大的水平扩展性（horizontalscalability，是指能够连接多个软硬件的特性，这样可以将多个服务器从逻辑上看成一个实体），而 NoSQL 致力于改变这一现状。目前 Google 的 Bigtable 和 Amazon 的 Dynamo 使用的就是 NoSQL 型数据库。2010 年下半年，Facebook 选择 HBase 来做实时消息存储系统，替换原来开发的 Cassandra 系统。这使得很多人开始关注 NoSQL 型数据库 HBase。Facebook 选择 HBase 是基于短期小批量临时数据和长期增长的很少被访问到的数据这两个需求来考虑的。

HBase 是一个高可靠性、高性能、面向列、可伸缩的分布式存储系统，利用 HBase 技术可在廉价 PCServer 上搭建大规模结构化存储集群。HBase 是 Bigtable 的开源实现，使用 HDFS 作为其文件存储系统。Google 运行 MapReduce 来处理 Bigtable 中的海量数据，HBase 同样利用 MapReduce 来处理 HBase 中的海量数据；Bigtable 利用 Chubby 作为协同服务，HBase 则利用 ZooKeeper 作为对应。

1.6 大数据应用举例

随着大数据时代的到来，大数据的应用开始逐渐进入社会的各个领域，其相关技术已经渗透到各行各业，基于大数据分析的新兴学科也随之产生。大数据在不同的专业领域中均有不同程度的应用。

1.6.1　趋势预测

在数据趋势分析领域，除了关于"尿布和啤酒"挖掘案例外，又涌现出了丰富的例子。美国总统奥巴马成功连任，是其中的典型例子之一。它包含了两个方面比较有意思的分析：竞选团队的竞选策略分析和第三方观察者的预测分析。

2012年美国总统大选时，美国的失业率超过了7.4%。在过去70年里，还没有一名美国总统能在这种情况下连任成功。面临着如此巨大的压力，奥巴马的数据分析团队一方面研究每一个群体选民的行为规律并建立数据模型，进而预测选民的行为方式；另一方面通过选民行为变化的规律及其各种诱发因素及时调整模型，并根据新模型做出相应的对策。这为奥巴马取得大选的胜利带来了根本性优势。

美国统计学家 Nate Silver 分析了奥巴马和罗姆尼的竞争力优势和弱势，建立了预测模型，认为奥巴马连任的机会是86.3%。Silver 的同事 Mike Bostock 和 Shan Carter 发表文章称，基于竞争力的分析，他们看到奥巴马有431种胜利途径，而罗姆尼仅有76种，如图1-9所示。

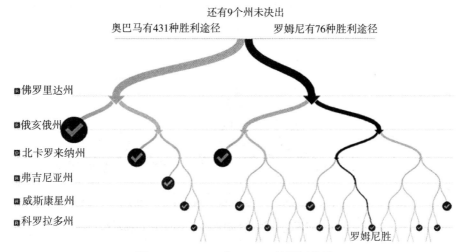

图 1-9　Bostock 和 Carter 的预测结果

Silver 对选票结果的预测也高度准确：奥巴马比罗姆尼的选票比为 50.8∶48.3，实际的票选结果为 50.4∶48.1，两者几乎相等。这些成功的预测案例充分展示了大数据技术强大的能量。

1.6.2　疫情分析

Google 在 2008 年 11 月推出了"流感趋势"网站，并在 *Nature* 发表了相关的预测方法和结果。其工作原理：在流感季节，与流感有关的搜索会明显增多；到了过敏季节，与过敏有关的搜索会显著上升；而到了夏季，与晒伤有关的搜索又会大幅增加。这表明在特定时期，网上关于某种疾病的搜索量与当下该疫情的分布或传播情况存在一定的规律，进而可以对疫情进行准确的估测。

以"登革热流行趋势"为例，Google 研究发现"搜索登革热相关主题的人数与实际有登革热症状的人数之间存在着密切的关系"。并不是每个搜索"登革热"的人都是该病的患者，但将与"登革热"有关的 Google 搜索查询汇总，可以得到非常有用的信息。Google 将统计的查询数据与传统登革热监测系统的数据进行了对比分析，结果发现相关搜索查询在登革热流行季节确实会明显增多。通过对"登革热"搜索情况进行分析，估测出世界上不同国家和地区的传播情况。图 1-10 对比了印度尼西亚登革热疫情和 Google 预测结果，两者的重合度非常高。

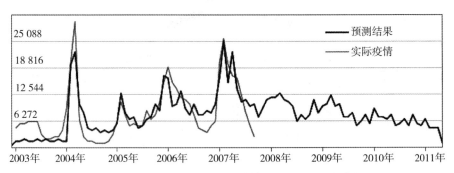

图 1-10　印度尼西亚登革热疫情和 Google 预测对比

1.6.3　消费行为分析

国内对大数据的搜集和利用主要体现在电子商务上。2010 年，淘宝网推出了针对中国消费者的数据研究平台——淘宝指数。其工作原理：提供基于淘宝网上的商品类目、品牌、属性等关键词的多维度的数据组合查询；并利用用户的搜索行为和后台成交明细数据进行分析。从事各个行业的淘宝用户就可以利用淘宝指数进行趋势分析、研究市场细分和定位消费群体等。据邬贺铨院士分析："淘宝指数"统计人们对首饰、衣服、电子产品等消费需求，而不是基本的吃、用等必需品的价格，故受收入变化的影响更大，淘宝公司发布的 CPI（consumer price index，居民消费价格指数）的预测值比国家统计局的 CPI 更为敏感。淘宝指数也因此受到重视。

1.6.4　智慧金融

大数据在金融领域有着极其广泛的应用，以腾讯、阿里为代表的互联网公司推出了基于大数据的金融理财方式，如理财通、支付宝等。下面以"阿里金融"为例，说明大数据在金融方面的应用。

阿里金融，即阿里小贷，是国内率先利用大数据技术生成新服务模态的重要实例。阿里金融通过研究淘宝（天猫）网上小微企业的交易状况，筛选出财务健康和诚信度高的企业，为这些企业提供网上贷款服务。阿里金融大数据主要包括以下方面。

（1）数据收集。一方面，阿里巴巴、淘宝、天猫、支付宝等交易平台，为开展对卖家信誉的定量分析提供数据基础，即包括平台认证和注册信息、历史交易记录、客户交互行为、海关进出口信息等数据。另一方面，卖家提供的销售数据、银行流水、水电缴纳、结婚证等信息。

（2）大数据模型测评。利用心理测试系统，判断企业主的性格特征，并依据大数据模型对小企业主对假设情景的掩饰程度和撒谎程度进行判断。

（3）通过网络数据模型和在线资信调查，以及辅以第三方验证交叉检验技术确认客户信息的真实性，将客户在电子商务网络平台上的行为数据映射为企业和个人的信用评价。

1.6.5 精确营销

"大数据"时代已经降临，商业、经济及其他领域中的决策将会基于数据和分析而并非经验和直觉。利用海量数据和先进的数据挖掘技术研究客户行为特征并进行精准营销，为企业的营销决策提供可靠依据。营销的终极追求就是无营销的营销，到达终极目标的过渡就是逐步精准化。个性化营销活动可以利用市场定量分析、信息技术等计划实现企业效益的最大化。

沃尔玛是最早通过利用大数据而受益的企业之一。在 2007 年，沃尔玛建立了一个存储能力高达 4PB 的超大数据中心。通过对消费者的购物行为进行分析，沃尔玛不但成为最了解顾客购物习惯的零售商，而且创造了"啤酒与尿布""蛋挞与飓风用品"的经典商业案例。

国内也有成熟的精准营销案例。中国某互联网数据服务提供商推出了基于汽车领域的用户行为分析平台，平台记录着用户的网络浏览行为，包括访问轨迹、用户画像等。海量用户长时间、连续性的网上行为路径，将原本割裂的信息串联成一条完整的数据价值链条。平台不仅可以分析关注汽车资讯的用户行为，而且可通过 cookie 关联找到更广范围（如娱乐、美食、旅游、IT、科技、时尚）的用户，对营销指数性非常有价值，有很大增长空间。

大数据时代需要新技术支撑精准营销。在精准营销中，数据处理时间要求在分钟甚至秒级，传统的数据仓库系统、数据挖掘等应用无法处理非结构化数据，也不能满足数据处理的实时性。Hadoop 的分布式处理机制实现了大数据的高效处理技术来抽取有用数据，为营销活动的进行提供有力的支撑。

基于 Hadoop 的 MQT（materialized query tables，具体化查询表）方法利用云计算技术对营销决策分析所依赖的海量基础数据进行灵活的、多维度的度量分析计算，实现了总体分析、占比分析、市场分析、排序分析，支持按工业、商业、品牌、价格等多视角的分析，解决了营销决策分析中由于数据量的巨大所造成的磁盘开销及分析性能瓶颈的问题，极大地提高了营销决策分析的运行速度、数据吞吐量及数据库服务器磁盘的利用率，为营销决策分析提供强有力的运算、存储支持。

1.6.6 舆情分析

舆情是指在一定的社会空间内，围绕中介性社会事件的发生、发展和变化的过程中民众对社会管理者产生和持有的社会政治态度。它是较多群众关于社会中各种现象、问题所表达的信念、态度、意见和情绪等表现的总和。网络舆情发展迅速，可能造成巨大的社会影响，已经引起了社会各界高度重视。

在大数据和移动互联网时代，随着社交媒体深入民间，民间情绪和舆论的表达越来越多。因此，舆情分析势必成为支持决策的基本工具并且有着广阔的应用前景。通过数据采集将用户关注的网站信息自动收集，然后通过预处理，得到网页正文内容，对其主题进行分析，最后将分析结果进行发布，具体包括数据采集、数据预处理、舆情处理和舆情发布 4 个步骤。

（1）数据采集

数据采集是通过遍历用户关注的网站列表，抓取其网站内容，并且根据其源文件生成下级 URL 列表，将列表中网页源文件抓取出来存入数据采集数据库中。

（2）数据预处理

收集到的网页信息包含很多 HTML 标签等与正文内容无关的信息，故需要对网页主题内容进行提取。网页主题内容的提取当前已经成为 Web

信息处理中的研究热点。通过研究表明，通过提取主题信息可以减少一半的浏览时间。对于网页分类来讲，网页主题提取是数据与处理中的至关重要的环节。与传统的中文文本相比，网页结构要复杂得多，网页文档中除了主题信息外往往包含很多"噪声"内容，包括广告信息、超链接、图片和 Flash 等。

（3）舆情处理

通过对训练集进行特征提取及向量表示，生成向量空间模型，然后与预处理文本进行比对，从而得出预处理文本的关键信息。

（4）舆情发布

通过文本或可视化方法对发现的舆情进行展示，并根据需求生成相应的舆情分析报告。

表 1-3 给出了一个微博舆情监控系统的功能示例。该微博舆情监控系统由微博数据采集模块、微博数据预处理模块、微博舆情监控模块、舆情监控分析模块、索引存储模块、交互模块组成。

表 1-3　微博舆情监控系统组成

模块名称	微博数据采集模块	微博数据预处理模块	微博舆情监控模块	舆情监控分析模块	索引存储模块	交互模块
描述	采集微博博主信息和微博内容，包括微博信息采集、信息清洗过滤	信息抽取、网页消重、文本切词	市场分析、热点话题、关键字查询、热点博主、活跃博主追踪、地狱追踪、传播路径分析、走势分析、社会网络分析	文本表示、对索引库和 HBase 库里的数据进行聚类分析、社会网络分析等	提供对 Hadoop 分布式数据（索引库、HBase 库、分析库）的操作接口	实现用户交互功能，包括可视化、舆情报告

大数据时代，舆情数据已是海量数据，传统的处理方式显得力不从心，效率低下，难以达到实时监控和分析。利用分布式舆情分析的数据处

理，可以解决舆情数据抓取与分析的难题，实现高性能的舆情数据挖掘。分布式舆情分析系统包括数据采集服务器、预处理服务器、分析服务器及舆情数据仓库。

尽管网络大数据的涌现为人们提供了前所未有的宝贵机遇，但同时也提出了巨大的挑战。由于大数据的新特性，以及由此带来的软件的一些新变化，给软件测试带来了新的挑战，其中最明显的问题包括测试 ORACLE 问题、测试能力问题、测试结果的判定问题、隐私问题等。

自从 1945 年历史上发现了第一个计算机缺陷，至今已有近 70 年的历史。软件测试出现"证伪"和"求真"两种，但是其基本前提都是在确定的输入下，存在确定的输出。测试需要将软件运行的实际结果和预期的结果相比较，从而得出软件运行正确与否。这个就是软件测试的 ORACLE 问题。

在大数据分析背景下，数据之间的相关性分析、数据的分类、数据聚类，以及个性化的推荐、趋势预测等典型应用场景都不存在确定的输出。从另一个角度看，很多应用输出结果，不存在对与错的区别，只存在好和差的区别。大数据分析的准确性很大程度上依赖于数据的输入和数据的分布特性。

数据的分布特性包含了数据之间的某种相关关系，这种相关关系必须在数据量达到一定的程度时才能反映出来。较大的数量才能反映隐含在其中的逻辑关系，在数据量少时，是无法感知的，输入数据的构建也将是一个重要的挑战。如果原来应用已经采用全部数据，是否有必要构造另一个和原来数据集等价的数据集？毕竟构造一个全部输入数据将是一个巨大成本的工作。为了应对数据爆炸性增长，数据处理平台和数据分析平台应支持动态扩展。Apache 基金支持的 Hadoop 平台就是目前最著名的大数据处理系列，数据处理的软件可以架构于千万级服务器的资源上，如何搭建满足新型架构和超大规模的测试客户端，将会遇到极大的困难。

大数据对于隐私将是一个重大的挑战，用户的隐私会越来越多地融入各种大数据中，而各种数据来源之间的无缝对接及越来越精准的数据挖掘技术，使得大数据拥有者能够掌控越来越多的用户和越来越丰富的信息。在挖掘这些数据价值的同时，隐私泄漏存在巨大风险。同时，由于系统故障、黑客入侵、内部泄密等原因，数据泄漏随时可能发生，从而造成难以预估的损失。因此，大数据时代，因数据而产生的安全保障问题、隐私问题非常严峻。

第二章　医疗领域的大数据

人们在讨论大数据的时候，较多地是使用若干基本特征去认识。例如，循证医学（IBM）把大数据的特征概括为 3 个"V"，即规模（volume）、快速（velocity）和多样（variety）。而更多的人习惯将其概括为 4 个"V"，也就是增加一个价值（value）。应当看到，医疗大数据的价值是很大的。在医疗卫生领域，各种信息系统在医疗机构的广泛应用及医疗设备和仪器的数字化，使医院数据库信息容量不断膨胀。这些医疗信息资源对于疾病的管理、控制和医疗研究都是非常有价值的。

作为传统行业，医疗卫生行业的 IT 建设具有一定的复杂性与特殊性。在任何一个初具规模的医院，每天接待成千上万的患者前来就诊，患者的基本信息、影像信息与其他特殊诊疗信息汇集在一起是一个庞大的数据。而且，这个数据量在持续快速增长，为医院的数据存储、集成、调用等应用带来巨大压力。除了数据规模巨大之外，医疗行业的数据类型和结构极其复杂，如 PACS 影像、B 超、病理分析等业务产生的非结构化数据，这些数据存储复杂，并且对传统的处理方法和技术带来巨大挑战。

2.1　概　述

2.1.1　医疗大数据的特征

（1）大数据特性

随着医疗卫生信息化建设进程的不断加快，医疗数据的类型和规模正以前所未有的速度快速地增长，以至于无法利用目前主流软件工具，在合理的时间内达到撷取、管理并整合成为能够帮助医院进行更积极目的的经营决策的有用信息。规模巨大的临床试验数据、疾病诊断数据及居民行为健康数据等汇聚在一起形成了医疗大数据，并呈现出大数据的特性。

数据规模大（volume）：例如，1 个 CT 图像含有大约 150MB 的数据；而 1 个基因组序列文件大小约为 750MB；1 个标准的病理图则大得多，接近 5GB。

数据结构多样（variety）：医疗数据通常会包含各种结构化表、非（半）结构化文本文档（XML 和叙述文本）、医疗影像等多种多样的数据存储形式。

数据增长快速（velocity）：一方面，医疗信息服务中包含大量在线或实时数据分析处理。例如，临床决策支持中的诊断和用药建议、流行病分析报表生成、健康指标预警等；另一方面，得益于信息技术的发展，越来越多的医疗信息被数字化，故在很长一段时间里，医疗卫生领域数据的增长速度将依然很快。

数据价值巨大（value）：毋庸置疑，数据是"石油"，是资源，是资产。医疗大数据不仅与每个人的个人生活息息相关，对这些数据的有效利用更关系到国家乃至全球的疾病防控、新药品研发和顽疾攻克的能力。

（2）医疗领域特征

除了大数据所具有的特征外，医疗大数据还具有多态性、不完整性、时间性及冗余性等医疗领域特有的一些特征。

多态性：医疗大数据包括纯数据（如体检、化验结果）、信号（如脑电信号、心电信号等）、图像（如 B 超、X 线等）、文字（如主诉、现 / 既病史、过敏史、检测报告等），以及用以科普、咨询的动画、语音和视频信息等多种形态的数据，是区别于其他领域数据的最显著特征。

不完整性：医疗数据的搜集和处理过程经常相互脱节，使得医疗数据库不可能对任何疾病信息都能全面反映。大量数据来源于人工记录，导致数据记录的偏差和残缺，许多数据的表达、记录本身也具有不确定性，病例和病案尤为突出。这些都造成了医疗大数据的不完整性。

时间性：患者的就诊、疾病的发病过程在时间上有一个进度，医学检测的波形、图像都是时间函数，都具有一定的时序性。

冗余性：医学数据量大，每天都会产生大量信息，其中可能会包含重复、无关紧要甚至是相互矛盾的记录。

2.1.2 医疗大数据的生命周期

随着大数据时代的到来，数据规模的急剧膨胀和数据应用场景的愈发复杂，大数据分析带来了巨大挑战。战略决定未来发展的方向，没有清晰的大数据战略，不了解大数据的生命周期，大数据分析就无法纵观全局、驾驭大数据。因此，分析大数据生命周期的每一个环节，并能够及时调整策略，因时制宜，才能够在大数据的浪潮中得心应手。

目前，行业内对数据生命周期尚无统一的定义，各组织、各公司都有自己的理解和认识。行业认可度比较高、内涵比较全面的定义来自数据管理组织（the data management association,DAMA），即数据生命周期（data life cycle）是数据从创建、采集、使用到消亡的全过程。而建立大数据的生命周期应该包括这些部分，即大数据生命周期的 9 个阶段：大数据组织、评估现状、制订大数据战略、数据定义、数据采集、数据分析、数据呈现、数据治理、持续改进（图 2-1）。

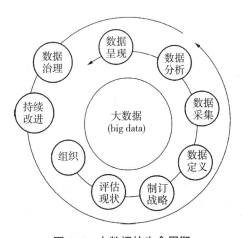

图 2-1 大数据的生命周期

通过分析大数据的生命周期过程及医疗行业大数据的类型及其特征，并结合大数据技术对医疗行业所带来的巨大挑战，医疗数据生命周期管理的模型（medical data lifecycle management,MDLM）如图 2-2 所示，具体内容如下。

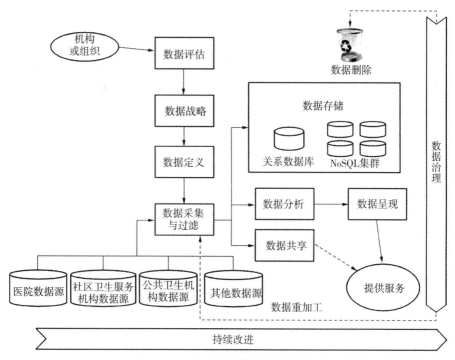

图 2-2　医疗大数据的生命周期模型

（1）机构或组织

MDLM 中的机构或组织除了自身的管理团队外，还应包括国际、国家和地方的卫生标准组织，制定的数据评估、数据战略及数据定义等也应符合相关组织的规划及标准。

（2）数据采集与过滤

由于不同的时间阶段或不同的需求，采集与过滤的需求也是不断变化的，为了保证此阶段数据的可追溯性，需要建立全局的元数据管理，同时为后期的数据共享、分析及呈现提供一致性管理。

（3）数据存储

采集的医疗数据按照规模或用途的不同，可以分别存储在关系数据库或者非关系数据库（NoSQL）中。另外，按数据使用频率的不同，也可以分为实时库、离线分析库及备份归档库，优化数据存储，确保业务的实时与高效运行。

（4）数据安全

尽管对于数据的存储都会采用相应的加密算法进行加密并通过隐私保护方法处理新录入的个人信息，但仍然会将以往的历史数据置于危险之中。

（5）数据治理和持续改进

医疗数据的持续改进与数据治理贯穿于整个数据生命周期，通过建立完整的体系，监督、检查、协调多个相关职能部门的目标，从而优化、保护和利用医疗大数据，保障其作为一项战略资产真正发挥价值。

2.1.3 大数据对医疗发展的作用

正如英国学者舍恩伯格在其著作《大数据时代》中所表述的，医疗领域的变革同样存在于生活、工作与思维三点上，大致表现在以下两方面：一是为人类医疗集体经验的快速提升提供帮助，这种颠覆式创新将让每个人都成为控制自己疾病的主人；二是"取之不尽、用之不竭"的医疗数据创新是显性的，带来极具商业价值的产业效应。

医疗的英文表述是 medical，有治疗、保健的意思，从字面理解，无非与疾病、药物、医生和患者有关，故医疗大数据研究的内容也应是这四方面，在数据库中知识发现（knowledge discovery in database,KDD），从无知到有知，理解关系（relation）、理解模式（pattern）和理解原理（principle），并为医学"循证"提供完备的实用性数据证据。

（1）疾病

疾病是生物在一定原因的损害性作用下，因自稳调节紊乱而发生的异常生命活动过程，多数是机体对病因所引起的损害发生一系列抗损害反应，表现为功能、代谢和形态结构的异常变化，从而导致体力减弱甚至环境适应能力丧失。

现代医学常规的疾病探测标准是"与人体正常形态与功能的偏离"，即测量人体的各种生物参数（包括智能），从统计学常态分布规律判断是否异常，如计算均值或95%的健康个体所在范围，过高或过低就是"不正常"，疾病就存在于这"不正常"的范围中。然而，正常人的个体差异和生物变异很大，有时这一规则并不适用。例如，一个长期缺乏体力活动的脑力工作者并不能适应常人能够胜任的体力活动，这不一定是有病；又如，智商大大超过同龄人的是天才，而不是患者。另外，疾病是有致病原因的，但不一定是单一因素，是一种完整机体的反应，引起的却是在一定脏器的特殊变化。

所以说，理解疾病是疾病预防与控制（disease prevention and control）的关键，是整个人类社会的美好愿景，中国古代"伏羲制九针""神农尝百草"等神话传说，也有力地证明了千百年来人们为征服疾病的不懈努力。

随着医学及其相关领域数据的海量累积，越来越多的医疗临床试验转变为搭建环境、使用工具和实验对象都是"数据"的数据实验，为人们从一个全新的角度理解疾病提供了方法和手段。例如，基因测序这种应用大数据技术所实施的生物数据整合与分析，能对疾病的"预知、预防而非单纯的诊治"；又如，使用慢性病演变分析，能从不同病程获悉慢性病的发生、发展和演变规律；再如，使用搜索引擎或挖掘动态社交网络模式，能对流行病进行追踪和预测，等等。

（2）药物

一般认为，药物治疗是医疗的一项重要内容。药物是指可以暂时或永久改变或查明机体的生理功能及病理状态，具有预防、诊断、治疗或保健的物质。目前，包括化学合成药物和生物制剂等在内的处方药品有几千种，如中药材、中药饮片、中成药、化学原料药及其制剂、抗生素、生化药品、放射性药品、血清、疫苗、血液制品和诊断药品等，另外还有无数的补充剂、草药和替代疗法。

药物不良反应（adverse drug reaction,ADR），是患者在使用某种药物治疗疾病的时候所产生的与治疗无关的作用，通常来说，这种作用不利于患者的治疗，如副作用、毒性反应、变态反应、继发性反应、后遗效应和致畸作用等。不良反应是药物所具有的两重性之一，完全没有不良反应的药物是不存在的；同时，不良反应的发生也是有一定比例的，不是所有使用该药物的患者都会出现不良反应；每个出现不良反应的患者之间，其出现的不良反应表现和程度也不一定相同，存在着很大的个体差异性。目前，大数据技术已被用于发现各种药物组成成分的不良反应关联、某种药物在特殊人群中的差异或特异治疗模式等。

另外，数据创新已经介入新药研发和联合用药等问题的分析。例如，连接到其他医疗数据源进行交叉比对，以某些临床试药组患者在后续时期用药问诊状况等反馈新药代谢、毒理或不良反应等；又如，关联分析具有交互作用的药物关系、用药变化与治疗手法关系，发现配伍禁忌、医生处方异常等。

（3）医生

患者、医院管理机构或保险机构，都很有兴趣了解医生，希望获悉的内容有教育背景、工作经历、所学专长、健康状况、行事风格和医疗态度等，以期减低医疗过程中的不确定性或潜在风险。然而，这些可能涉及医生个人隐私的信息并不是关键的，最应该被了解的是医疗行为。这是因为，医疗行为的界定同时要满足两项条件：其一，行为主体是医生；其二，行为目的是诊疗疾病。那么，如何了解医生的医疗行为呢？答案是充分利用电子病历等医疗数据资源规范医疗行为。

电子病历并非是患者传统纸质病历单纯的电子化，而是实现病历信息的采集、存储、传递、表现和加工利用。挖掘电子病历数据，能从临床路径上用数据循证医学证据，建立有关临床治疗的多种常规模式，并最终起到规范医疗行为的作用，减少变异，降低成本，提高质量。这无疑是有重要价值的。哈佛医疗联盟（Partners Health Care）获得了美国国家卫生研究院（National Institutes of Health,NIH）的一些项目，开展医疗服务质量跟踪研究。例如，交叉比对电子病历中的医嘱与用药记录，以发现医疗差错或不良医疗行为。当然，大数据技术在方法上比现在常用的自然语言处理（natural language processing,NLP）有优势得多，如在使用去重算法剔除医嘱模板的基础上，找到医生的处方偏好等。

（4）患者

患者是医院服务的主要对象，几乎所有医院在获取患者医疗体验的时候，都采用了自己或是相关方设计的调查问卷。这种调查问卷一般分为主观意见收集和客观满意度评分两类，很多时候，结果中的主观部分患者经常草草作答并不愿意提供真实意见；而客观部分的打分评价无法反映患者的主观体验。因此，很多医院的医疗体验部门形同虚设。

当前，一些研究者已经开始关注互联网尤其是社交网络的社会影响力，希望从这里收集患者及其家属或朋友的相关评论，以了解其真实需求和偏好，再针对性改进某些医疗机构的医疗服务。不可否认，这是一个很好的方法，这种隐匿了身份的"虚拟"人在交流过程中所产生的观点、感情和社会关系，比现实的更真实。使用这些数据了解人际互动，更易于理解个体的行为态度倾向、感知行为控制和主观规范等问题。同时，使用这些数据的挖掘结果改善现有的调查问卷问题设置，也不失为一个很好的方法。应当看到，只有了解了患者的真实体验，才能从根本上解决医患矛盾。

在人类社会发展中，医疗也是其中的一个子系统，因此，经济发展最终是需要考虑人的健康问题。

亚健康这个词产生于现代，特指现代人的一种身体状态，是一种介于健康与疾病之间的临界状态，虽然没有明确的病灶，但精神萎靡、体力减弱、环境适应能力下降，如失眠、乏力、食欲差、易疲劳、心悸、抵抗力差、易激怒、经常性口腔溃疡等。

现存的最早医学典籍《黄帝内经·素问》中有"上工治未病"一说，当代名医陆广莘先生曾点评"上医治未病之病，谓之养生；中医治欲病之病，谓之保健；下医治已病之病，谓之医疗"。以现代医学的说法，"上医"属于养生学，"中医"属于保健学，或称预防医学，"下医"才是现今理解的医疗。那么，如何养生呢？ 2010 年，北京中医药大学的程凯曾出版过一本书，书名比较特别———《你是自己最好的医生》，而这也是其书的核心观点，即养生的核心。

简单来说，养生至少应具备三方面知识，即医学常识、急救知识和良好的生活习惯，这些都可以使用大数据技术逐步实现。例如，挖掘个人健康档案、医生医嘱和诊疗记录等，以获得个性化养生信息，从而降低健康维护和疾病预防的成本。应当看到，这同时也是一个很有市场、具有商业价值的产业发展方向。

2.2　医疗大数据资源

医学及其相关领域的数据资源多种多样。例如，根据数据的组织形式，分为通用和专用数据资源。医疗信息化早期均有通用的数据库系统（如 Oracle、SQL Sever、DB2 等）、管理数据；而医学影像（如 X 线片、MR、CT）等的数据处理则需要专门的设备或软件，属于专用数据资源。又如，根据数据存储位置，既能被分成医疗服务提供者、卫生管理机构、患者、医疗支付方和医药产品供应商，又能被分成私人、企业、政府和公共等。

当前，被公认为医疗大数据主要来源的有 3 类，分别是电子病历数据、基因数据和互联网数据。下面结合这三大类来源，重点说明领域内外的 13 种数据资源。

2.2.1 领域内数据资源

医学领域内的数据资源，按照类型大致分为电子病历、医学影像、临床检验和医患行为 4 种。需要指出的是，这些数据对象都是种类异构、属性复杂的，可能是记录、点、向量、模式，也有可能是事件、案例、样本、观测或是实体。

（1）电子病历数据

美国医学研究所从 1991 年开始研究电子病历（computerized patient record or electronic medical record,CPR or EMR），并于同年出版了《电子病历：一项基本医疗保健技术》一书；随后联同 Markle 基金会及全美 13 家医疗卫生机构和信息技术组织，分别向美国国会提交了"建立由政府主导、具有统一标准的电子病历网络系统"的建议，此项建议的目的：确保就诊患者的信息及时传递，减少医疗失误。2003 年 7 月，美国卫生与公众服务部宣布采取两项新举措推进全国电子病历系统：①委托医学研究所设计开发一个标准的电子病历模型，并由 HL7（Health Level Seven）标准化组织评估后免费提供给各医疗机构共享。②购买医学词汇系统（systematized nomenclature of medicine,SNOMED）的许可证，使其在美国全境使用不再付费。2003 年底，前总统乔治·沃克·布什签署了《医疗处方药改善与现代化法令》（简称 MMA 法令），明确要求医疗保险与医疗救助服务中心制定电子处方标准作为广泛应用电子病历的第一步。2009 年，为缓解金融危机所导致的急剧经济衰退，美国在《经济复苏与再投资法案》（简称 ARRA 法案）的 7870 亿美元救市资金中，专门为电子病历预留了 360 亿美元。目前，世界各地的医疗机构在规范电子病历的同时，已将信息化延伸拓展到电子健康档案（EHR）领域。

由此可见，电子病历是基于使用标准术语和知识本体的。同时，由于疾病和患者的多样性和复杂性，电子病历数据是以文本为主的，在分析这种数据时采用的算法必须是可伸缩的，并且在处理时应考虑这种半结构化或非结构化数据之间复杂的联系问题。当前，这种数据的分析一般以基于证据的医疗保健范式为主，文本挖掘以分析可扩展标记语言（XML）为主，为解决电子病历中理解庞大信息流的语义、异构系统之间数据类型多样性和复杂性提供了较为理想的解决方案。

（2）医学影像数据

医学影像是由德国物理学家威廉·伦琴（Wilhelm Rontgen）在1895年发现X射线后开启的，是一种以非侵入方式取得人体及其内部组织影像，并实现逆问题推演的多技术与处理过程。这种逆问题推演，即从结果（观测影像信号）推出成因（活体组织的特性）；而这里的多技术则包含了影像诊断学、放射学、内镜、医疗用热成像技术、医学摄影、显微镜、脑波图与磁共振血管造影技术等多种内容。例如，影像技术的X线片（radiography），血管造影（angiography），心血管造影（cardiac angiography），计算机化断层显像（computerized tomography,CT），牙齿摄影（dental radiography），荧光透视法（fluoroscopy）和乳房X线照相术（mammography），伽马射线的 γ 照相机（gamma camera），正电子发射断层扫描（positron emission tomography,PET）、磁共振的核磁共振成像（nuclear magnetic resonance imaging,NMRI），磁共振成像（magnetic resonance imaging,MRI），超声的医学超声检查（medical ultrasonography），光学摄影的内镜检查术（endoscopy），以及复合应用的正电子发射计算机化断层显像（positron emission tomography with computerized tomography,PET–CT）、单光子发射计算机化断层显像（single photon emission computed tomography with computerized tomography,SPECT/CT）。

自20世纪70年代以来，临床信息系统及其子系统影像存档与通信系统的普及与推广，使医学领域累积了大量的医学影像数据资源。这种数据是以图像为主的，具有高分辨率、高维度和高稀疏性，表现出数据的海量性、图像特征表达的复杂性等特点。其主要特征有3种：一是灰度分辨率高，普通灰度图像中的颜色特征已不再适用；二是有很多计算机重建图像，如 CT、MRI 等的成像原理是基于人体组织的密度差异，都需要经过计算机重建；三是人体解剖区域的客观表达是有其特定医学含义的。

目前在这一领域，医学图像诊断仍主要依靠医生个人的临床经验进行判断，即通过肉眼观察图像中的病变区域实现临床诊断。这种方法存在的不足：其一，信息利用率不高，这些医学图像中一般存在人眼无法分辨的图像信息；其二，容易出现误判并带有很大程度的个人主观性，同一张医学图像，不同的医生可能会有不同的诊断结果，发生误诊或漏诊是可能的。因而，如何更为有效地利用医学影像数据资源，使临床诊断更科学、客观和准确，一直是技术难点。大数据技术能在此提供帮助，在图像数据集中，提取图像之间的关系、图像与字符数据之间的关系、图像中各实体之间的相互关系及其他模式或关系等，具体地说，就是从图像中提取能代表区分该图像结构内容的特征向量，对这些空间特征进行比较、分析它们之间的距离或相似关系，并通过对图像内容的分析、索引、摘要、分类和检索等操作，进一步发现隐藏知识。

（3）临床检验数据

现代的医疗模式是一种针对已有症状或体征开始用药的被动处理方式，故要在预先了解患者的临床症状和体征的基础上，结合性别、年龄、身高、体重、家族疾病史，采用检验结果确定药物和使用剂量。从这一角度来说，临床检验数据同样至关重要，其采集的是患者的临床表现，是直接面对疾病和患者的。

在临床信息系统中，检验信息系统是一个独立的子系统，能通过工作站将数据提供给医生、护士和实验室检验员。常规临床检验需要查验的项目有七八百种之多，按照不同体液可以被分为许多类别：血液类的血液常规检测、溶血与贫血检测、出血和凝血检测等，排泄类的尿液检测、粪便常规检测、痰液检测等，组织细胞液类的关节腔液（滑膜液）检测、浆膜腔液检测、下丘脑垂体激素检测等，激素等免疫类的甲状腺激素检测、甲状旁腺激素检测、肾上腺激素检测等，其他还有心肌蛋白和心肌酶检测、肝功能检测、肾功能检测、皮肤科病检测等。

现有研究一般是以统计方法建立各种指标的正常值和临床意义，如进行定性数据量化处理、属性范围变换、统一量纲等；使用数据挖掘方法的，也较多以数据属性的相关性分析为主，如采用熵增益技术，计算熵增益值并与最小信息增益阈值比较，从而决定属性的有用性。

应当看到，从时间序和空间序上对此类数据进行清洗和转换，针对某一地区医院或者是某种疾病，又或者是某个患者群体进行关联，能分析出更有价值的信息。在识别疾病方面，针对各种临床检验数据得到某种病症的完整演化规律，以帮助建立诊断规则，提高医生诊断准确率。举个例子来说，糖耐量检验数据是为了得到糖尿病诊断进行采集的，对其进行分析能了解不同患者的糖尿病病程，以帮助临床用药；若结合微蛋白尿等检验数据能获得是否并发肾病。

（4）医患行为数据

医患行为数据是一种散存在领域内的数据资源，在分析和挖掘之前通常需要进行数据抽取和数据清洗，属于用户行为数据。

目前，这些数据在商业领域比较受到重视，被广泛用于用户兴趣或偏好的理解，以及根据这种理解发布的精准广告和数据营销等。例如，各种电子商务企业很在意用户在其网站上发生的所有行为，如浏览、搜索、打分、点评、加入购物车、删除购物车、维护、参与团购、使用减价券和退货等，甚至还关注到这些用户在第三方网站上的行为，如比价、看相关评测、参与讨论、在社交媒体上的交流、与好友互动等，借此了解用户，从数据中区分用户的个性和共性，分析用户行为规律、发现用户行为模式，以此来提升用户体验。

从数据角度分析社会伦理问题是未来的一个方向，在医疗领域，既可以找到患者的满意与不满意的临界点，又能帮助解读医生及其他医务工作者，若按照时间或空间维度展开，这种连续的行为数据将逐步替代传统的"问卷调查"，用以研究动态的人际交流及其演化，如不同特征的患者对行为态度倾向、感知行为控制、主观规范、内容的接收意愿及表达方式的接受意愿等。特别是大数据技术能基于医疗领域内的医患行为数据，佐以互联网数据及跨领域关联人口、环境、气象等多源跨库海量数据，找到医患关系之间各种影响因素的关联关系，从而在不同环节上提出解决方案。

2.2.2　行业相关数据资源

与医疗有关的行业有政府、教育和商业。政府是医疗的主管部门，除了负责管理一个国家或一个地区的医疗卫生与保健外，还应涉及协调医疗服务机构、医疗保险机构和医药生产与销售企业之间的关系；教育主要指的是医疗从业人员的教育、培训，同时也与医疗或医学科研相关；所涉及商业行业大致有三大主体，分别是制药行业、医药销售企业和医疗保险机构。

所以说，这些医疗行业相关数据资源应包括医保政务、医学文献、制药行业和医药销售 4 个部分的内容。

（1）医保政务

医疗保险制度是一种为解决居民防病治病问题而筹集、分配和使用医疗保险基金的国家或地区制度，同时也是目前世界上比较通行的一种卫生费用管理模式。西方国家社会保险制度的确立大多是从医疗保险起步的。最早的德国，1983 年便颁布了《劳工疾病保险法》，其中规定"某些行业中工资少于限额的工人应强制加入医疗保险基金会，基金会强制性征收工人和雇主应缴纳的基金"。这一法令标志着医疗保险作为强制性社会保险制度的产生。

医保数据具有保险数据的特征，其特点是数据类型多、动态性和数据量大，同时既涉及医疗服务机构，又涉及医保中心，可能使用不同的数据库，导致这些数据是异构的、属性复杂的。

大数据技术介入医保数据领域后，除了能为政府加强资金管控风险的管理水平，还能妥善利用疾病、药物、医生和患者等信息，改变现在医保信息系统大多只能录入、查询、修改和简单统计的状况，对疾病的诊疗和医学研究都是非常有价值的。例如，使用异常检测等算法，筛选异常处方，以有效遏止大处方、人情方、检查比例高和医保卡重复使用等所导致的医疗费用虚假增加问题。

另外必须指出的是，政府删除或隐匿部分隐私、适时开放所拥有的这一领域公共数据，能为培育一批数据创新中小企业提供帮助。比如在美国，一家名为 Predilytics 的初创公司将机器学习方法运用于医保政务领域，针对医保索赔、医疗处方、临床试验、合格证明、呼叫中心、电子病历或护理操作等数据进行偏差检测，其还声称较传统基于规则的统计回归模型分析深度要高出 1～3 倍，可以在无须人工干预的前提下进行调优，并由此获得了由 Flybridge Capital Partners，Highland Capital Partners 和 Google Ventures 提供的 600 万美元 A 轮融资。

（2）医学文献

文献数据始终是海量的，医学文献数据也不例外。目前被公认为全球最大、最权威的生物医学数据库是美国国立医学图书馆（National Library of Medicine,NLM）主导的 PubMed（https://pubmed.ncbi.nlm.nih.gov），其收录 1950 年以来 70 多个国家（43 种语种）近 5000 种生物医学期刊，涉及基础医学、临床医学、药理学、精神病学、心理学、兽医学、牙科学、护理学及卫生教育和卫生服务管理等各个学科。而在我国，中国医学科学院医学信息研究所开发的中国生物医学文献数据库（http://www.sinomed.ac.cn）较大，共收录了自 1978 年以来 1600 余种中国生物医学期刊，以及汇编、会议论文的文献记录，总计超过 400 万条记录，年增长量约 35 万条（这里的 1 条记录即 1 篇医学文献）。

在以前，图书情报学研究文献数据主要依靠的是分类检索方法。这种方法虽然在一定程度上方便了文献查找和藏书组织，但同时导致了文献数据集繁多、数据量巨大和数据格式异构等问题，所以，日常的文献查找工作和引文分析仍旧主要依赖人工，既枯燥烦琐又费时费力。

现在，有很多有识之士对医学文献进行数据创新，如使用文本挖掘工具增强语义功能和 HTML 标记机制。举例来说，德国欧洲分子生物学实验室就在 Reflect（http://reflect.ws）中使用了外部服务插件对基因、蛋白质或小分子进行标注，以帮助将其链接到相关的外部数据条目；PLoS 期刊的热带疾病文献数据集，拥有一个引文本体（citation typing ontology,CiTO），除了能对每篇文章进行引文分析如背景、知识先例和驳斥等外，还实现了摘要统计、参考文献可重排、链接其他研究文章，以及与谷歌（Google）地图的数据融合等。

（3）制药行业

制药行业一直被视为产业经济发展中的特殊门类，这是因为其研发费用所占销售额的比例远远高于其他行业，故被广泛认为是一个"技术驱动和创新驱动的部门"；同时，制药行业较倾向于和学术界（如大学医学院、医疗服务机构或公共医疗研发部门等）保持更多联系，以获得外部技术、知识的来源和转移。

大数据的介入对制药行业至少有两大促进作用：其一是加速新药研发速度。以 H7N9 型禽流感为例，2013 年 3 月底，上海市和浙江省发现了感染病例，仅在一个多月后的 5 月 1 日和 5 月 4 日，就分别有两家美国生物公司 Greffex 和 Protein Sciences 宣布已成功研发疫苗。这代表了未来疫苗研制的方向，即利用基因数据分析找出病毒特征，将这些特异基因片段插入腺病毒载体生成蛋白疫苗。其二是缩减新药上市周期，即连接到其他医疗数据进行关联分析，可能发现临床试药组成员在后续一定时期内的新药代谢、毒理或不良反应等状况。

另外，制药行业与医疗服务机构或公共医疗研发部门等的数据资源共享和利用，能实现从药品角度找到各种疾病（特别是慢性病）的演化规律，在这方面的数据创新包括但不限于疾病医疗路径挖掘、疾病演变分析、疾病联合用药分析、特异疾病挖掘、疾病间的联系等。

（4）医药销售

传统的医药销售渠道不外乎两种：医药报刊、药品交易会。随着医药行业竞争的加剧和互联网的发展，很多企业选择了投入少、收效高的医药网站。仅以中国为例，提供医药招商信息服务的网站就有300多家，而且这一数目还在不断上升。但是，通常为了取得良好的效果，医药网站一般有如下3种方法：一是采用软件模拟实际流量刷新网站浏览量，以此来提高排名；二是向百度或谷歌等大型搜索引擎付费，获得搜索结果较为靠前的位置；三是雇佣"水军"，加大网站信息更新，如点评量等。可以看到，这些方法成本是昂贵的。

当前，有很多医疗销售企业使用搜索引擎这一初级数据产品，如搜索引擎关键词"颈椎病"，通过获悉频次，可得到某一地区该种疾病的发生发展趋势，以增加相关药品广告投放，提升销售额。

应当看到，大数据介入的医药销售是一种数据营销，是一种适度营销活动，除了能从市场定位、商业洞察和客户评估角度了解消费者真实需求外，还能在产品未上市前进行市场提前培育或按照消费者要求实现功能微调，以取代以往产品上市前昂贵而规模较小的市场调研。例如，进行患者人群分类分析，为解析潜在医药产品顾客提供一个独特视角，从用户兴趣、行为或表现等方面进行综合考量，聚合不同人群，先抽象出某一人群的特质以形成专属人群分类属性标签，如某种疾病，对这些人群进行行为分析并实现消费路径跟踪。

2.2.3 学科相关数据资源

与医学相关的学科有很多，如生物、化学等，另外由于有机高分子是生物体存在的最基本形式，材料学也与医学相关，很多高分子材料被用于医疗用品的研发。

在这里，我们将从数据角度分析一些能被用于医疗研究的相关学科，如生命科学、人口学及环境科学。

（1）生命科学

生命科学可分为计算生物学和生物信息学，前者是模拟生物系统怎样运转，如一个细胞的代谢路径，或是一个蛋白生成的方法；而后者则从许多不同的实验中收集和分析数据。

基因数据所来源的人类基因组计划（human genome project,HGP）严格算起来应该是生物信息学的研究范畴。1990 年，该项预算达到 30 亿美元的计划，由美国、英国、法国、德国、日本和我国科学家共同参与，是人类为了探索自身的奥秘所迈出的重要一步，是继曼哈顿计划和阿波罗登月计划之后，人类科学史上又一大工程。截至 2005 年，测序工作已经基本完成（93%）。然而，如何对这些基因数据测序是一个大问题。

基因测序（或称 DNA 测序）是一种新型基因检测技术，可从血型和唾液中测定基因全序列。苹果公司前总裁史蒂夫·乔布斯（Steve Jobs）便是这项研究的得益者，是世上仅有的 20 个完成了自身基因测序的人之一，赢得罹患胰脏癌后的 8 年寿命，并在肿瘤确诊 7 年后使苹果公司再次赢来商业奇迹。

应当看到，凭借大数据技术分析基因数据，是未来医学个性化医疗模式和"治未病"的起点。这是因为数据挖掘无须假设，是一种无预先假设（hypothese-free）。这种研究有着特别的作用，即能让某一个特定的基因或一组"候选"基因无偏向性地自己"阐述"自身的作用。例如，黄斑变性是老年人常见的眼科疾病，患者通常在 50 岁以后视网膜中央的黄斑部位发生萎缩，直接导致视力下降甚至失明，洛克菲勒大学、耶鲁大学等研究人员仅从数据角度分析，发现有一种位于第一号染色体上，名为"补体因子 H"（CFH）的基因与之相关，其一个单核苷酸变异会使老年性黄斑病变的发病风险增加 3 ~ 7 倍。又如，以基因数据的序列相似表达找出具有相似基因片段，也是目前比较通行的做法。

（2）人口学

人口学对医疗领域（特别是公共卫生）有极其重大的意义，原因如下：其一，医学或医疗是以"人"为研究对象的；其二，人口学本来就是研究人与社会、经济、生态环境等相互关系的规律性和数量关系及其应用的。

传统的人口学研究主要有两类，一是研究人口出生、死亡、迁移、分布等一系列变动过程及其与社会、生态、经济、地理关系的传统人口学，二是利用人口学理论和分析技术为社会经济发展服务的实用人口学。由此，与健康、卫生经济和医学相关的人口学研究与这两个分类都是密不可分的。使用大数据技术开发、利用和共享人口数据，打破过去对人口数据的简单查询和统计，有利于医学或医疗的发展，更是对国计民生有利。

需要指出的是，人口数据大多数是个人敏感数据（sensitive data），即含有隐私，涉及的主要内容有姓名、性别、民族、出生日期、住址、宗教信仰、身份证号、身高、血型、职业、联系电话等。

而对隐私数据感兴趣的大有人在。例如，美国政府仅在 2011 年就向移动电话终端服务商发布多达 130 万项用户个人数据的索取要求。

在分析人口数据时如何规避隐私是值得探讨的，常规方法比如删除隐私部分，即删除能辨识个人身份和能表示特定的宗教信仰、政治偏好、犯罪记录和性别倾向等数据，但这对人口数据不太适用。因此，这将是大数据技术和未来数据相关法律法规所面临的一大挑战。

（3）环境科学

地球表层是个复杂次级巨系统，为人类的繁衍生息提供了空间，为人类的生活、生产和社会发展提供了水、土地、矿产和能源等多种自然资源。然而，自 18 世纪 60 年代工业革命以来，人类生产活动开始变得激烈，从而对环境造成不可估量的影响。日益严重的环境污染和气候失常等表现，已使越来越多的人认识到，环境是关乎人类健康的关键因素。

环境科学是以"人类 – 社会"系统作为研究对象的。这里的环境是以人类为主体的外部世界，即人类赖以生存和发展的物质条件的整体，分为自然环境和社会环境两部分。自然环境是直接或间接影响人类的一切自然形成的物质；社会环境即人工环境，是由人类活动形成的环境要素，包括人工形成的物质能量和精神产品（含人际关系）。

环境数据资源大致涉及大气、河流、湖库、生物、噪声、城市饮用水、辐射、重点污染源，以及空气质量标准、地表水标准、噪声标准、废水废气排放标准、监测因子等。通过大数据技术将环境数据和医疗数据结合起来，有利于对某些病症进行预警，以及对一些公共卫生问题进行快速干预。

2.2.4 互联网数据资源

秉承"在任何地点迅速获得数据"理念的互联网，不容置疑已成为世界上规模最大的公共数据源，人们从中能获得的数据涉及新闻、广告、金融、教育、政务和商务等，当然还有医疗。许多有识之士认为，互联网"免费"教育和普及了医疗与健康知识，让很多民众"未"病即能成良医。

（1）互联网数据

目前，在网络上获取的医学相关数据是很丰富的。以美国为例，能在 yelp.com 等点评网站上找到患者对医院的评价；能在 WebMD.com 等医药互动网站上找到疾病的新药信息；能在 healthfinder.gov，interhealth.com 等来自政府或一些专业医学学会的官方网站获得疾病研究信息；能在 Public Citizen，Consumers Union 等消费者健康权益组织网站上获得疾病康复与关怀等信息。另据美国疾病控制与预防中心的一项调查，成年人在互联网上搜索健康信息和发表相关话题的比例分别超过 50% 和 20%。

当前，尽管很多人被这些数据资源所吸引，然而对其进行开发和利用的仅限于医药产品企业。常见的情况是，消费者在阅读某种疾病信息时，相关的药物及其他医药产品的广告将出现在该页面，即便是一些信誉良好的网站，同样也在这么做。具体做法是，跟踪、挖掘用户上网的 cookie 文件，对用户进行分类，与广告主的产品特征进行关联、匹配和排序；或者监测用户鼠标的移动情况，使互动网幅广告随着用户光标移动自动弹出，并计算用户停留时间以监测广告效果；或利用用户的麦克风监听"背景声音"，以确保让广告只出现在广告主想要呈现的用户面前。同时，这种精准广告还能使网站的同一固定广告位能针对不同用户投放，从而向多个广告主收取费用。

应当看到，仅如此利用医疗的互联网数据资源仍然是不够的，有一类信息现在在互联网上还找不到。例如，通过互联网找医生，就无法确定谁是某种疾病（如脑肿瘤、神经系统疾病、帕金森病或是心脏瓣膜异常）的主导研究者及其候选人，这里有很多问题。又如，就算前往谷歌学术搜索查看这种疾病引用率最高的文章，然而同行评审出版物的引用率是需要时间的（通常要几年），这种迟滞效应经常耽误病情。再如，很难确定哪些专家只是拥有理论知识、哪些专家拥有实战经验；或者不能通过地理信息检索等。所以，对于海量互联网数据资源，需要大数据技术进行协同创新，以获得更多的隐性知识。

（2）社交媒体

社交媒体（social media）是数字化人脉关系的一种互联网应用，安德烈亚斯·卡普兰（Andreas Kaplan）等人将其定义为"社交媒体是一组基于互联网的应用基础上的思想和技术构建的 Web 2.0，允许创建和交换用户生成内容"（A group of Internet-based applications that build on the ideological and technological foundations of Web 2.0, and that allow the creation and exchange of user-generated content）。应当看到，社交媒体为这种源自人际关系的社会资本提供大量的人脉资源。这种具有规模化群体性特征的海量数据，除了是数据科学家眼中的一座"金矿"，还吸引了社会科学领域的学者进行研究。

以彼此相似背景、共同爱好或重叠好友等筛选合适的边缘关系，对于医生而言是很有吸引力的。这是因为，医生都倾向于和同业交流，由此，直接面向医生的社交网络具有巨大的商业价值。2014 年 3 月，在俄罗斯居于领先地位的医生社区网站 Doctor At Work 完成了新一轮融资，融资额为 300 万美元，投资者为 3 家俄罗斯风险投资公司。Doctor At Work 网站的注册用户量超过 20 万，都是医疗从业者。该网站称，这些用户占据俄罗斯所有在岗医生的 25% 以上。该网站的每月独立用户访问量超过 11.5 万，每月会发布超过 10 万篇医学文章及评论。而该网站的业务客户包括多家全球性大型制药企业。这些企业认为，Doctor At Work 可成为推销各自处方药的合法渠道之一。同样，在美国，职业医师社交网站 Doximity 已覆盖全美 30% 的医生，旨在为全美医学博士提供一个释放压力的"排气阀"，即向医疗专业人士提供一个免费的、符合医疗电子交换法案（Health Insurance Portability and Accountability Act,HIPAA）安全标准的职业社交网站。在谈及医生们为何不使用 Linkedin 或 Facebook，以满足他们的职业社交网络需要时，创始人兼 CEO 杰夫·坦格尼（Jeff Tangney）透露其与服务相似的社交与职业网站的不同之处是 HIPAA 具有安全隐私、专业论坛、研究提醒、医疗教育认证等优势。

另外，有一些医院管理研究者关注到社交媒体的社会影响力，希望能从中收集到患者及其家属或朋友的相关评论，以了解其真实需求和偏好，进行针对性地改进医疗服务及其管理。

2.3　医疗大数据应用技术

在 20 世纪 60 年代，数据一般存储在文件介质中，由应用程序直接管理；20 世纪 70 年代构建了关系型数据模型，数据库技术为数据存储提供了新的手段；20 世纪 80 年代中期，数据仓库由于具有面向主题、集成性、时变性和非易失性特点，成为数据分析和联机分析的重要平台；随着网络的普及和 Web2.0 网站的兴起，基于互联网的数据库和非关系型数据库等技术应运而生……智能手机和社交网络的广泛使用，使得各种类型的数据呈指数增长，渐渐超出了传统关系型数据库的处理能力，数据中存在的关系和规则难以被发现，而大数据技术很好地解决了这个难题，能够在成本可承受的条件下，在较短时间内，将数据采集到数据仓库中，用分布式技术框架对非关系型数据进行异质性处理，通过数据挖掘与分析，从大量化、多类别的数据中提取价值。

目前，针对大数据技术的研究主要是将其作为一种研究方法或者一种发现新知识的工具，而不是把数据本身当成研究目标，与传统的数据挖掘方法有着密切联系，又有根本不同：①传统数据分析主要针对已知的数据范围中易处理的数据进行，大多数据仓库都有一个完善的 ETL 流程和数据库限制，这意味着加载进数据仓库的数据是容易理解的、清洗过的并符合业务的元数据。而大数据分析针对传统手段捕捉到的数据之外的非结构化数据，意味着不能保证输入的数据是完整、清洗过和没有错误的。这使它更有挑战性，在数据中获得更多洞察力。②传统分析是建立在关系数据模型之上的，主题之间的关系在系统内就已经被创立，而分析也在此基础上进行。而在典型的世界里，很难在所有的信息间以一种正式的方式建立关系。因此，非结构化以图片、视频、移动产生的信息、无线射频识别等形式存在，被考虑进大数据分析，绝大多数的分析基于纵列数据库之外。③传统分析是定向的批处理，而且在获得所需的洞察力之前需要等待 ETL 等工作的完成。而大数据分析是利用对数据有意义的软件的支持，对数据进行实时分析。④在一个传统的分析系统中，并行是通过昂贵的硬件，如大规模并行处理系统或对称多处理系统来实现的。而大数据分析的应用系统，可以通过通用的硬件和新一代的计算负载均衡软件来实现，加之成本的考虑，由高端的服务器向中低端硬件构建的大规模机群平台发展。

不难看出，大数据技术的战略意义不在于掌握庞大的数据资产，而在于对这些含有意义的数据进行专业化处理。换言之，如果把医疗大数据比作一种产业，那么这种产业实现盈利的关键在于提高对数据的"加工能力"，通过"加工"实现大数据的"增值"。

2.3.1 医疗大数据的存储与管理技术

大数据的出现及结构数据的改变使常规技术的数据存储和管理面临新的挑战。在大数据环境下，根据存储系统为上层提供的访问接口和功能侧重不同，存储与管理解决方案主要包括分布式文件系统和分布式数据库。

（1）分布式文件系统

主要特征为所管理的数据存储在分散的物理设备或节点上，存储资源通过网络连接。对于分布式文件系统的研究主要涉及以下几个关键技术。

元数据管理：在大数据环境下，元数据的体量也非常大，元数据的存取性能是整个分布式文件系统性能的关键。常见的元数据管理可以分为集中式和分布式元数据管理架构。集中式元数据管理架构采用单一的元数据服务器，实现简单，但是存在单点故障等问题。分布式元数据管理架构则将元数据分散在多个结点上，进而解决了元数据服务器的性能瓶颈等问题，并提高了元数据管理架构的可扩展性，但实现较为复杂，并引入了元数据一致性的问题。另外，还有一种无元数据服务器的分布式架构，通过在线算法组织数据，不需要专用的元数据服务器。但是该架构对数据一致性的保障很困难，实现较为复杂。文件目录遍历操作效率低下，并且缺乏文件系统全局监控管理功能。

系统弹性扩展技术：在大数据环境下，数据规模和复杂度的增加往往非常迅速，对系统的扩展性能要求较高。实现存储系统的高可扩展性首先要解决两个方面的重要问题，包含元数据的分配和数据的透明迁移。元数据的分配主要通过静态子树划分技术实现，后者则侧重数据迁移算法的优化。此外，大数据存储体系规模庞大，结点失效率高，还需要完成一定的自适应管理功能。系统必须能够根据数据量和计算的工作量估算所需要的结点个数，并动态地将数据在结点间迁移，以实现负载均衡；同时，结点失效时，数据必须可以通过副本等机制进行恢复，不能对上层应用产生影响。

存储层级内的优化技术：构建存储系统时，需要基于成本和性能来考虑，因此，存储系统通常采用多层不同性价比的存储器件组成存储层次结构。大数据的规模大，故构建高效合理的存储层次结构，可以在保证系统性能的前提下，降低系统能耗和构建成本，利用数据访问局部性原理，可以从两个方面对存储层次结构进行优化。从提高性能的角度，可以通过分析应用特征，识别热点数据并对其进行缓存或预取，通过高效的缓存预取算法和合理的缓存容量配比，以提高访问性能。从降低成本的角度，采用信息生命周期管理方法，将访问频率低的冷数据迁移到低速廉价存储设备上，可以在小幅牺牲系统整体性能的基础上，大幅降低系统的构建成本和能耗。

针对应用和负载的存储优化技术：传统数据存储模型需要支持尽可能多的应用，故需要具备较好的通用性。大数据具有大规模、高动态及快速处理等特性，通用的数据存储模型通常并不是最能提高应用性能的模型，而大数据存储系统对上层应用性能的关注远远超过对通用性的追求。针对应用和负载优化存储，就是将数据存储与应用耦合，简化或扩展分布式文件系统的功能，根据特定应用、特定负载、特定的计算模型对文件系统进行订制和深度优化，使应用达到最佳性能。这类优化技术在谷歌、Facebook 等互联网公司的内部存储系统上，管理超过千万亿字节级别的大数据，能够达到非常高的性能。

（2）分布式数据库

大数据时代，行业特性对数据的管理、查询及分析的性能需求变化促生了一些新的技术出现。需求的变化主要集中在数据规模的增长、吞吐量的上升、数据类型及应用多样性的变化。数据规模和吞吐量的增长需求对传统的关系型数据库管理系统在并行处理、资源管理、容错及互联协议实现等方面带来了很多挑战。而数据类型及应用的多样性带来了支持不同应用的数据管理系统。

关系型数据库：医疗大数据的建设包括大量传统的信息化系统的建设，关系型数据库是传统信息化系统的数据基础。通过异构数据交换平台，从各业务系统中获取数据并存储。当前主流的关系型数据库有 Oracle、DB2、Microsoft SQL Server、MySQL 等。

非关系型（NoSQL）数据库：数据库在医疗业务中，需要面对大量不适合传统关系数据库存储的业务数据，在信息融合分析的过程中，也会产生大量的中间数据需要高效的顺序存储。这些数据如果使用传统关系型数据库管理，效率会十分低，同样不能满足数据量平行扩展的需求，故性价比不高。

实时数据库：在医疗大数据应用中，主要应用场景中所面对的数据实时性要求通常是在秒级别上对数据进行处理分析，并提供给业务系统使用。例如，为医生在线提供近期用药重复提醒、用药安全等智能提醒业务。在现有的实时数据库解决方案中，内存数据库是最佳的实时存储实施者，通过将内存作为数据的存储媒介，从而获得优异的存储速度，以及高速的 CPU 交换效率，解决了传统数据库的外存速度和读取时间无法控制等技术瓶颈。

列式数据库：是以列相关存储架构进行数据存储的数据库，主要适合于批量数据处理和即席查询。面向列的数据存储架构更适用于联机分析处理（on line analysis process,OLAP）这样在海量数据（可能达到万亿字节规模）中进行有限复杂查询的场景。

（3）不同数据存储与管理方案的选择

著名的 CAP 理论是 NoSQL 数据库的基石，由 Eric Brewer 教授提出：在设计和部署分布式应用时，存在三个核心的系统需求，一致性（consistency）、可用性（availability）、分区容错性（partition tolerance）。"一个分布式系统不可能同时很好地满足一致性、可用性和分区容错性这三个需求，最多只能同时较好地满足两个"。

目前主流的大数据存储方案的 CAP 特性分析如图 2-3 所示。

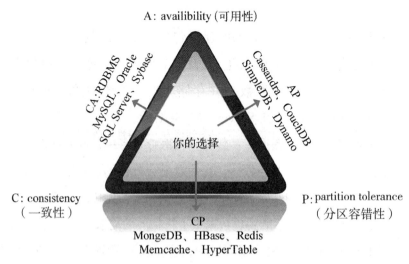

图 2-3　目前主流大数据存储方案的 CAP 特性

下面对图 2-3 中的三个最有代表性的数据存储与管理方案 HBase、Cassandra 及 MongeDB 进行简单说明。

HBase：具有高可靠性、高性能、面向列及可伸缩等特点，同时利用 HBase 可以完成在大规模廉价 PC 上搭建高效的结构化存储集群。HBase 是 Google Big Table 的开源实现项目，以 Hadoop HDFS 为文件存储系统，以 Hadoop MapReduce 为处理架构，利用 Zookeeper 作为协同服务。HBase 是标准的列式数据库，由于列式数据库查询数据只有三种方式：单个行键访问、给定行键的范围访问及全表扫描，故 HBase 实现了一致性和分区容错性两个特性，适合吞吐量大、数据量大的场合。

Cassandra：是一个典型的键值数据库，由著名互联网公司 Facebook 设计研发。其主要特点为数据存储体系由众多数据库节点构成的分布式网络构建，每一个对 Cassandra 写操作都会被复制到其他节点，读操作也会被路由到某个节点上去。另外，分布式集群的存储特性也决定了系统的可扩展性较好。但是 Cassandra 只能支持最终一致性，因而不太适用于订单管理等对一致性要求较高的业务后场景，却能较好地完成大数据量和精确查询定位数据等业务。

MongoDB：是基于分布式文件存储的，介于关系型和非关系型数据库之间的数据库产品。由于其被设计为支持多种数据结构类型的存储系统，故可以存储比较复杂的数据类型。它主要解决的是海量数据的访问效率问题，作为一个关系型数据库的可替代方案，其具备强一致性能力。

市场上的主流数据存储与管理方案的特性和适用场景见表 2-1。

表 2-1　市场上主流数据存储与管理方案的特性和适用场景

存储与管理方案	特性	适用场景
CouchDB	基于 Erlang 开发，支持双向数据复制。采用 Master-Master 架构，可保存文件之前的版本，支持嵌入式试图。可列表显示，支持进行服务器端文档验证，支持认证，支持附件处理	适用于数据变化较少，执行预定义查询，进行数据统计的应用程序；适用于需要提供数据版本支持的应用程序

续表

存储与 管理方案	特性	适用场景
Redis	基于 C/C++ 开发，运行速度快，采用 Master–Slave 架构；虽然采用简单数据或以键值索引的哈希表，但也支持复杂操作。支持列表，支持哈希表，支持排序 Sets 支持事务（强一致性）。支持将数据设置成过期数据（类似快速缓冲区设计），Pub/Sub 允许用户实现消息机制	适用于数据变化快且数据库大小可预见（适合内容存量）的应用程序
Cassandra	基于 Java 开发，对大型表格和 Dynamo 支持最好。可调节的分发复制，支持以某个范围的键值通过列表查询。写操作比读操作更快	适用于写操作多过读操作（记录日志）等，Java API 最为友好
HBase	基于 Java 编写，支持数十亿行乘以上百万列的数据容量。采用分布式架构，对实时查询（MapReduce）进行优化，高性能 Thrift 网关，通过在服务器（server）端扫描及过滤实现对查询操作预判，对配置改变和较小的升级都会重新回滚。不会出现单点故障	适用于偏好 Bigtable 并且需要对大数据进行随机、大吞吐量实时访问的场合
MongoDB	基于 C/C++ 开发，保留了 SQL 一些友好的特性（查询、索引）。基于 Master–Slave 架构（支持自动错误恢复），内建分片机制。在数据存储时采用内存到文件映射，对性能的关注超过对功能的要求。支持 JavaScript 表达式查询	适用于需要动态查询支持；需要对大数据库有性能要求；需要使用索引而不是 MapReduce 功能
Membase	基于 Erlang 和 C 编写，兼容 Memcache 但同时兼具持久化和支持集群。通过键值索引数据，性能优异。可持久化存储到硬盘。在内存中同样支持类似分布式缓存的缓存单元。所有节点都是唯一，基于 Master–Master 架构。写数据时通过去除重复数据来减少 IO，更新软件时无须停止数据库服务，支持连接池和多路复用的连接代理	适用于需要低延迟数据访问、高并发支持及高可用性的应用程序。配合 Memcache 使用作为应用极好的缓存方案
Neo4j	基于 Java 语言开发，是基于关系的图形数据库。图形的节点和边都可以带有元数据，使用多种方法支持路径搜索。使用键值和关系进行索引，为读操作进行优化，支持事务。使用 Gremlin 图形遍历语言，支持 Groovy 脚本，支持在线备份	适用于图形一类数据。这是 Neo4j 与其他数据存储的最显著区别

医疗大数据种类多样，使用方式也不尽相同。例如，医疗影像数据通常是大数据量的媒体文件，虽然数量不多但数据很大，这些数据的访问通常是采用流媒体的访问方式，需要连续地读取。智能终端设备监控数据通常是时间序列的浮点数据，根据采集频率不同，数据量也有很大差别，这些数据通常需要与其他数据融合，按照时间序列处理。健康档案数据通常是带有格式信息的数据，常用的格式是 XML，这类数据需要携带元数据或者元数据关联信息存储，在利用的时候也通常与其他数据，如健康监护数据、医疗数据等综合分析使用。因此，医疗大数据并不能采用单一的存储方式，而是需要综合运用关系数据库、NoSQL 数据库、实时数据库、列式数据库、分布式文件存储等多种技术。同时，对于经常访问的热点数据，需要采用缓存机制进一步保证数据访问的及时性。

2.3.2 医疗大数据分析与挖掘技术

大数据时代，医疗卫生领域不同业务、不同格式的数据从各个领域涌现出来。大数据往往含有噪声，具有动态异构性，是互相关联和不可信的。尽管含有噪声，大数据往往比小样本数据更具有价值。这是因为从频繁模式和相关性分析得到的一般统计量通常会克服个体的波动，会发现更多可靠的隐藏的模式和知识。

（1）分析挖掘的工具集

大数据的数据挖掘工具集主要由 R 语言体系、机器学习体系和挖掘开发包三个方式组成。

第一个方式：统计分析软件 R 针对传统分析软件扩展性差及 Hadoop 分析功能薄弱的特点，IBM 公司的研究人员致力于对 R 和 Hadoop 进行深度集成，把计算推向数据并且并行处理，使 Hadoop 获得了强大的深度分析能力。

第二个方式：机器学习和数据挖掘工具 Weka 经过算法的并行化，Weka 以 MapReduce 集群为基础，突破原有的可处理数据量的技术瓶颈，利用并行计算模式大幅提高了工具的计算性能，同时赋予了 MapReduce 技术深度分析的能力。

第三个方式：机器学习和数据挖掘开源程序库 Apache Mahout 是基于 Hadoop 平台的大规模数据集上的机器学习和数据挖掘开源程序库，为开发人员提供了丰富的机器学习领域经典算法实现，智能便捷的创建应用程序。

另外，针对频繁模式挖掘、分类和聚类等传统的数据挖掘任务，市场上也出现了相应的大数据解决方案。

（2）分类挖掘算法

目前在医疗数据处理中使用的主要分类算法有决策树、贝叶斯、人工神经网络等。

决策树学习是以实例为基础的归纳学习算法，构造决策树的目的是找出属性和类别间的关系，用它来预测将来未知类别的记录的类别。决策树可以用于临床的疾病辅助诊断，从临床数据库中提取诊断规则，提高诊断正确率。在基因分析中，决策树可以帮助对基因进行功能分类，实现对未知功能分类的基因进行分类预测。在医疗政策制定、公共卫生、慢性病管理等方面，决策树算法已被广泛应用。

贝叶斯（Bayes）分类算法是一类利用概率统计知识进行分类的算法，用来预测一个未知类别的样本属于各个类别的可能性，从而发现数据间潜在的关系。贝叶斯算法可以用于手术结果预测、医疗服务质量评价等。在转化医学中，贝叶斯算法被用来筛选生物标记物，从而对人群进行分类，实现个性化医疗和健康管理。在药物和器械研发中，也可以使用贝叶斯算法修正设计方案和预测结果，加速研发过程。

人工神经网络（artificial neural networks,ANN）是一种类似于大脑神经突触连接的结构进行信息处理的数学模型。而神经网络同时需要进行网络学习的训练。而在医疗领域，人工神经网络可以用于确定疾病危险因素、研究疾病发生率的变化趋势等。

（3）文本挖掘算法

医疗数据包括各种结构化、非结构化和半结构化的数据。要想对这些海量数据进行有效的处理，必须对非结构化和半结构化的数据进行处理，使其能够被系统快速地识别、应用。

非结构化和半结构化数据现在主要包括医生医嘱、出院小结和各种描述性质的分析报告。针对这些数据，首先需要进行分词，之后再利用医学领域的知识库对分词结果进行概念的识别，最终形成一个机器可读的数据。在这个流程中，系统对数据的处理并不是完全自动化的过程。一些不能自动识别的文本将由人工进行识别处理，之后作为一个用户字典规则，加到系统标准识别过程中。在这个过程中，用到的工具包括以下几种。

文本分词：其实是中文分词问题，指的是将一个汉字序列按照一定的规范切分成一个一个单独的词的过程。而在英文的组织过程中，单词之间是以空格作为自然分界符的，而中文只有字、句和段能通过明显的分界符来简单划分界限，唯独词没有一个规范的、通用的分界符。虽然英文也同样存在短语的划分问题，不过在词这一层上，中文比之英文要复杂得多。在分词功能上，很多数据分析工具基本上能满足这一功能。但在领域知识上，由于医疗领域的特殊性，通用的分词引擎往往不能直接满足。因而，在医疗卫生领域，需要结合医疗卫生领域的本体知识库的建模，建立业务词典，提高分词的准确率。

文本挖掘：是抽取有效、新颖、可用的散布在文本文件中的有价值知识，并利用这些知识更好地组织信息的过程，是信息挖掘技术的一个重要分支，可以利用神经网络等智能算法，结合文字处理技术，分析大量的非结构化文本源，抽取和标记关键字概念、文字间的关系，并按照内容对文档进行分类，获取有用知识和信息。典型的文本挖掘方法包括文本分类，文本聚类，概念、实体挖掘，观点分析，文档摘要和实体关系模型。

语义分析：在处理文本、识别文本的含义时，并不能只对文本字符进行数据化的处理，还需要"理解"含义。例如，在医疗领域，医生的一些口语化词汇"乙肝""大三阳"等和一些书面化的词汇"乙型肝炎""HBeAg 阳性"虽然字符串完全不同，但表达的意思是相同的。需要对这种文本的语义进行识别，以方便地处理非结构化的数据。进行语义识别的一个常用算法是主题模型。顾名思义，主体模型就是对文字中隐含主题的一种建模方法。主题就是一个概念、一个方面，表现为一系列相关的词语。很容易看出，传统的主题模型所依赖的主题概念正是本体描述知识库的一部分内容。本体知识库可以让传统的通用语义分析能更好地在医疗卫生领域使用。

2.3.3 医疗大数据处理技术

为了更加清晰地理解不同的大数据处理技术，需要梳理大数据处理中主要的数据特征和处理特征维度，在此基础上进一步梳理目前出现的各种重要和典型的大数据处理技术。

（1）基于并行计算的分布式数据处理技术

目前，最适于完成大数据批处理的计算模式是 MapReduce。在相关技术中，比较具有代表性的是 Apache 软件基金开发的 Hadoop，以 MapReduce 和 Hadoop 为代表的非关系数据分析技术，凭借其适合非结构处理、大规模并行处理和简单易用等优势，在互联网搜索和其他大数据分析技术领域取得重大进展，成为主流技术。

MapReduce 是 2004 年谷歌公司提出的用来进行并行处理和生成大数据的模型，是最具代表性的批处理模式。MapReduce 是一种线性的、可伸缩的编程模型，其可扩展性得益于 shared-nothing 结构、各节点间的松耦合性和较强的软件级容错能力。MapReduce 被设计在处理时间内解释数据，故对非结构化、半结构化的数据处理非常有效。针对 MapReduce 并行编程模型的易用性，产生了多种大数据处理高级查询语言，如 Facebook 的 Hive、雅虎的 Pig、谷歌的 Sawzall 等。但 MapReduce 作为典型的离线计算框架，无法满足在线实时计算需求。

MapReduce 的简单易用性能使其成为目前大数据处理最为成功、最为广泛接受使用的主流并行处理技术。在开源社区的促进下，Hadoop 系统目前已经发展成为较为成熟的并行计算技术，并且已经发展成为一个包括众多数据处理工具和环境的完整的生态系统。

（2）分布式流处理技术

流式计算是一种高实时性的计算模式，需要对一定时间窗口内应用系统产生新数据完成实时的计算处理，避免造成数据堆积和丢失。在医疗业务应用系统及行业访问日志处理都同时具有高流量的流式数据和大量积累的历史数据。因而，在提供批处理数据模式的同时，系统还需要具备高实时性的流式计算能力。流式计算的一个特点是不同的运算节点常常绑定在不同的服务器上。例如，Twitter 公司的 Storm，Apache 的 Flume 都提供了机制构建日志数据处理流图。

（3）内存计算处理技术

MapReduce 为大数据处理提供了一个很好的平台，然而，由于 MapReduce 设计之初是为了大数据线下批处理而设计的，随着很多需要高响应性能的大数据查询分析计算问题的出现，MapReduce 在计算性能上往往难以满足要求。

为了克服 MapReduce 在迭代计算方面的缺陷，业界对其进行了不少改进研究。例如，用内存计算完成高速的大数据处理已经成为大数据计算的一个重要发展趋势。Spark 是一个具有快速和灵活的迭代计算能力的分布式内存计算系统，其采用了基于分布式内存的弹性数据集模型实现快速的迭代计算。

2.4 医疗大数据整合

随着医学进步，信息技术、各种研究成果逐步应用，医疗卫生对信息技术的依赖程度将超过电信、银行、航空业。伴随国家医改方案的出台，基于健康档案的区域卫生信息化已成为区域医改的重要目标及实施相关医改政策的重要支撑。近年来，各地政府纷纷投资建设区域医疗信息平台、基层卫生信息系统，各级医院也大量投资升级改造信息化系统提升服务水平，包括尝试移动医疗和医疗物联网等新兴技术。这些都产生了大量的医疗数据。而且，医疗数据的生成和采集已经不再仅局限于医院这个单一环境，还可以来自体检中心、社区/乡镇卫生院、私人诊所、实验室检验中心、急救中心、家庭，随着物联网相关技术的发展，甚至可以说，个人医疗数据可以采自任何适合的地方。

医疗数据的高度集中化，使区域医疗信息系统（regional health information system, RHIS）逐步取代现有的基于医院的信息系统，并且更广泛地覆盖一个特定区域内的所有医院、社区、急救中心、体检中心、实验室、检验中心、社会保险机构等。居民个人来自各个数据源的全周期医疗数据将集中保存在统一的区域数据中心中。医疗数据将不再只是某家医院独享的资源，而是与整个区域中的所有医疗机构共享，甚至可以与更上层的大区域级、国家级信息系统进行数据交换。

由于存在大量的异构医疗数据，医疗数据的共享、整合成为迫切需要。第一阶段是以传统的数据交换整合，即基于 EAI/ETL 技术来实现，主要实现在广域网范围内医疗卫生数据采集和交换，实现在区域的整合，形成区域级别的健康档案，主要在数据层面实现整合；第二阶段在此基础上以面向服务的架构（service-oriented architecture, SOA）为中心，从数据整合上升到应用整合和业务协同；第三阶段在前两个阶段的基础上基于 HL7 和 IHE 等国际标准实现开放性和可互操作的信息共享和业务协同。

2.4.1　相关术语标准

医疗大数据共享整合需要在消息交换、医疗术语、代码、共享架构等方面形成标准规范。目前国际主流做法是基于 HL7 和 IHE 等标准。其中，

HL7 基于消息的交换实现医疗信息系统或医疗机构之间的信息共享和系统协同，基于文档的交换与整合实现电子病历和健康档案。IHE 定义在医疗信息系统之间信息共享与系统协同的流程规范和数据格式，尤其 IHE ITI（IT 基础设施）规范是 IHE 规范的核心，是实现医疗机构之间信息系统交互操作的关键。

（1）HL7（Health Level 7）

HL7 是标准化的卫生信息传输协议，是医疗领域不同应用之间电子传输的协议。HL7 汇集了不同厂商用来设计应用软件之间界面的标准格式。它允许各个医疗机构在异构系统之间进行数据交互。

HL7 的主要应用领域是 HIS/RIS，目前主要是规范 HIS/RIS 系统及其设备之间的通信，涉及病房和患者信息管理、化验系统、药房系统、放射系统、收费系统等各个方面。HL7 的宗旨是开发和研制医院数据信息传输协议和标准，规范临床医学和管理信息格式，降低医院信息系统互连的成本，提高医院信息系统之间数据信息共享的程度。

Health Level 7 中的"Level 7"是指 OSI 的七层模型中的最高一层，即第七层。但这并不是说它遵循 OSI 第七层的定义数据元素，只是用来构成自己的抽象数据类型和编码规则。它也没有规定规范说明如何支持 OSI 第一到第六层的数据。

HL7 并没有提供一个完全的"即插即用"解决方案，因为在医疗机构的传输环境中有两个重要的影响因素：医疗机构的传输环境中缺乏处理的一致性；产生的结果需要在用户和厂商间进行协商。因此，它提供的是一个可在较大范围内选择数据和处理流程的灵活系统，并尽可能地包括所有已知的程序［触发器（trigger）］和数据［段（segment）和域（field）］要求。

在 HL7 通信协议中，消息（message）是数据交换的基本单位。HL7 的消息是自动生成的，将 HL7 标准文档自动转化为一个 HL7 规则数据库和部分程序数据结构代码。实现一个通信标准的具体工作是生成数据结构，以及实现一个构造器（builder）和一个解析器（parser）。数据结构表现了标准中各个数据对象的相互关系。构造器将数据结构中的数据转化成能在电子数据交换媒介中传输的数据串。而解析器能够将数据串解析回原来的数据结构。HL7 标准是一个文本结构的文档。首先，利用一些文字处理工具将文档中的各个数据定义抽取成数据结构，再将结构的形式存入预先定义的 HL7 规则数据库。然后开发一种代码生成器，根据规则数据库的内容，自动生成某一种计算机语言代码。最后，可将这些代码加入实际应用的程序框架。

HL7 由于具有以下特点，被国际医疗机构认可和逐步广泛使用：①完整性：对基本的医嘱、财务、检验信息都有了规范的描述，而且做得非常详细，如患者的饮食忌讳、宗教信仰等按照相应的 ISO 标准描述。②可实现性：选择 OSI 第七层做标准，保证其可实现性。③兼容和扩展性：包括对中药计量单位的支持。④安全性：由于 HL7 的开发和兼容性导致安全性很难保障，尽管支持数字签名，但主要还是要靠网络底层协议保证。

（2）IHE（医用信息系统集成）

IHE 是一项推进整合现代医疗保健机构信息系统的倡议。它的基本目标是确保提供给医疗保健专业人员对患者诊断必需的所有信息是正确、可用的。医疗保健信息管理系统学会（Healthcare Information and management Systems Society,HIMSS）和北美放射学会（Radiological Society of North America,RSNA）是这项倡议的主办单位。为了获得特定的临床应用目标，IHE 在现有消息通信标准的基础上定义了一个技术框架，其中包含了为实现这个框架的一个严格的验证过程。

其中，IHE IT 基础架构技术框架（IHE IT infrastructure technical framework）2.0 版定义了 9 个集成事务图（integration profile），即解决特定 IT 基础架构需求的特定能力。

显示所需信息获取（retrieve information for display,RID）：提供一种简

单快捷的方式获取必要的患者信息。此事务图支持对已存储文档的读取，包括 CDA、PDF、JPEG 等流行的文档格式。另外，为了临床的需要，此事务图还支持读取某些以患者为中心的关键信息，如过敏信息、当前用药、报告汇总等。

机构用户验证（enterprise user authentication,EUA）：为每个用户分配唯一的用户名，此用户名可以登录进入企业的所有的设备和应用程序。这样，可以极大地方便医院内部的用户授权、验证和管理工作。在此基础上，可以通过支持单点登录（single sign-on）方式，为用户提供很大的方便。此事务图是在 Kerberos（RFC 1510）标准和 HL7 的 CCOW 标准的基础上建立的。

患者 ID 交叉索引（patient identifier cross-referencing,PIX）：在多个患者 ID 域之间，提供同一个的患者标识的相互索引。一旦多个系统建立了患者 ID 交叉索引，同一个患者即使在多个信息系统中有不同的 ID，也可能同时从多个系统中获取患者相关的信息。

患者同步应用（patient synchronized applications,PSA）：用户可以在一台电脑上，同时使用多个独立的应用程序浏览同一个患者的数据信息，减少了用户在多个程序中分别选择此患者的重复操作。此事务图是基于 CCOW 标准的，尤其是 CCOW 中关于"患者"主题的上下文管理部分的内容。

一致时间（consistent time,CT）：这是一套在多个系统和多台电脑之间保证时间一致的体系结构。IHE 中很多其他事务图都要求多台电脑间保持时间的一致。此事务图提供的方法，使多台电脑的时间差异小于 1 秒。

患者基本信息查询（patient demographics query,PDQ）：多个分布式应用程序可以使用某种特定的查询语法，向一个中心患者信息服务器查询患者信息，查询结果可以直接被应用程序所使用，包括患者的人口学基本信息，也可以包含就诊相关信息。

审核所需记录与节点验证（audit trail and node authentication,ATNA）：描

述了一个基本安全的节点所应具备的特征：①描述了安全节点所处的安全环境，包括用户标识、授权与验证、访问控制等，以便安全评审者可以判断环境是否满足安全要求。②定义了基本的安全审核要求。③定义了关于节点之间使用 TLS 或类似方法进行通信时的基本的安全要求。④描述了在节点和收集审核信息的存储节点之间传输"审核消息"的架构。

个人白页（personnel white pages,PWP）：访问获取机构内员工的基本信息。

跨机构文档共享（cross-enterprise document sharing,XDS）：在属于同一个临床相关域内的多个医疗机构之间共享临床记录。此事务图基于 ebXML Registry 标准、SOAP 协议、HTTP 协议和 SMTP 标准。此事务图详细描述了如何配置 ebXML 登记处，以此来支持跨机构的文档共享。

（3）其他标准

国际疾病分类（ICD）：ICD 系列的疾病分类与代码标准是由 WHO 组织建立和编写，我国以 ICD-10 为原则，已经出版了国家标准《疾病分类与代码》（GB/T14396-2016）。

LOINC：临床观测指标及实验室检验项目信息的通用数据编码系统，由美国专业行业组织建立并维护，已被美国接纳为国家级行业标准，不断持续更新，公开发布，可免费下载使用。在中国卫生信息与健康医疗大数据学会网站上已提供按名称各要素通过关键字模糊查询获取观测指标中文名称和代码的功能。国际 LOINC 网站可下载全套数据及数据库工具。LOINC 系统主要分为实验室 LOINC 和临床 LOINC 两个部分，已被 HL7、IHE 组织接纳作为标准使用。国内已发布的行业标准为《临床检验项目分类与代码》（WS/T 102—1998）。

系统医学命名法—国际系统医学术语全集（systemized nomenclature of human and veterinary medicine,SNOMED）：是美国病理学家学会（College of American Pathologists,CAP）编著出版的当今世界上最庞大的医学术语集。1997 年 10 月出版的 3.4 版共收入 146217 条词汇，内

容包括人体解剖学、生理学、病理生理学、组织形态学等基础临床医学；细菌学、病毒学、真菌学、寄生虫学及动物传媒体等病源学；生物化学、药物、生物制品等；物理因素和致病动因等；手术操作、处理、康复医学等；遗传学、性医学、免疫学、肿瘤学、酶学、核医学、化验及人体检查法等；诊断学、治疗学、护理学、医院管理学、医学社会学等；以及其他贯穿于各个专门领域的医学术语。全集还收入多种国际性编码系统和资料，如 ICD-9-CM、CPT、ICD-0、IUB、ILO、AHFS、NANDA、SNOVDO 等，有利于查询参考。国际系统医学术语全集数据库结构支持多种系统间的交叉联系和检索，也是医院信息管理、计算机化病案管理、医学科学研究、医学信息管理等国内外系统联网的基础数据库，主要用于电子病历。

国际初级医疗分类法（international classification of primary care,ICPC）：由基层医疗卫生问题涉及生物、心理、社会各方面的问题，不仅包含诊断编码，还包含就诊原因、治疗原因和试验结果的代码。

统一的医学语言系统（unified medical language system,UMLS）：美国国立医学图书馆自 1986 年开始研制统一的医学语言系统（UMLS），其目的在于克服计算机生物医学信息检索中相同的概念具有不同的表达方式，有用的信息分散在不同的数据库系统中。UMLS 是计算机化的情报检索语言集成系统，不仅是语言翻译、自然语言处理及语言规范化的工具，而且是实现跨数据库检索的词汇转换系统，可以帮助用户在联结情报源，包括计算机化的病案记录、书目数据库、事实数据库及专家系统的过程中，对其中的电子式生物医学情报做一体化检索。

2.4.2 居民主索引技术

健康档案是以居民为核心的，每一个居民都需要通过一个唯一的识别号识别集中管理的居民数据记录。居民主索引（enterprise master person index,EMPI）就是建立居民的唯一识别号，对来自不同的、独立的系统和机构的居民标识实现统一的维护管理，把这些信息映射成统一的标识。通过居民主索引可以检索所有关于该居民的医疗卫生相关信息。EMPI 提供居民唯一 ID，同时存储居民基本信息及一些外围信息，EMR/EHR 存储居民完整的电子病历信息或者健康档案信息。

EMPI 主要实现以下功能：①居民主索引：实现居民的区域性唯一标识（ID）（分配、删除、合并等）。② ID 映射管理：基于患者唯一号，实现患者在各医疗卫生服务机构间的 ID，以及其他各种身份 ID 的映射管理和查询；保证多医院 / 医疗机构之间患者信息（patient profile）的一致性。③基本信息管理：患者个人基本信息、基本健康信息管理。④主索引查询：主索引患者信息访问控制，基于患者的基本信息模糊查询。⑤主索引数据维护：主索引数据人工维护，如人工合并重复患者主索引等。⑥重复信息匹配：自动识别匹配重复患者主索引，自动合并功能。

而对居民身份的唯一标识通过区域医疗居民统一身份标识平台（PIX 平台）来实现，基于 IHE ITI 的 PIX 规范实现以下功能：①居民身份提交：身份提交是实现跨区域医疗信息共享的基础，通过身份提交，中心端按照一定的规则实现不同医疗机构之间居民身份的自动匹配，并且为居民形成一个在区域内跨接入域的居民唯一身份标识。②居民身份注册：当医院中有新居民时，需要向市数据中心注册，此时医院需将新居民信息传送给 PIX 平台（居民身份唯一标识平台），提交的身份信息一般包括患者姓名、身份证号、出生地、出生日期、社保卡号、联系电话等。同时 PIX 平台应提供居民身份信息更新服务。③居民身份匹配：PIX 平台在各家医院对患者身份注册的基础上，按照配置的患者身份匹配规则，实现一个患者在不同医院所使用的身份间的对照关系，为系统建立自动匹配算法，实现居民身份主索引机制。居民就诊类型包括社保卡居民、医保卡居民、自费就诊卡居民等。对于无法按照匹配规则完成匹配的患者身份需要人工干预完成匹配。④居民身份变更：通知 PIX 平台，通过建立患者在不同医院的身份关系实现了患者身份的统一。这个统一是通过配置的匹配规则来保证的。患者身份的信息可能会在一家医院进行了更新，这个更新首先通过患者身份注册告知 PIX 平台，PIX 平台将此更新通知给所有相关的医院。⑤居民身份检索：IHE 提供的居民身份检索有两种方式，其一是不同域之间的身份检索，其二是居民详细信息检索。居民不同域之间的检索主要是借助 PIX 的机制，能够实现居民身份标识在不同的域之间的切换查询。居民详细信息检索是依据居民姓名、卡类型 / 卡号、证件类型 / 证件号检索居民的详细信息，包括居民在不同域内的身份标识、居民的联系人等信息。

2.4.3 数据清洗技术

数据清洗（ETL）是英文 extract-transform-load 的缩写，用来描述将资料从来源端经过抽取（extract）、转换（transform）、装载（load）至目的端的过程。

（1）数据抽取

数据抽取是一种从数据源抽取数据的技术实现，具体包含如下几种实现方式：①全量抽取：以数据迁移或数据复制的形式完成数据的抽取过程。它将数据源中的表数据或视图数据从数据库中原样抽取出来，并转换成自己的 ETL 工具的兼容格式。②增量抽取：只抽取截至上次抽取时间节点后数据库中的新增或修改的数据。在数据抽取的应用过程中，增量抽取应用得更为广泛。在增量抽取的过程中如何定位、捕获变化的数据是其技术实现的关键。对捕获方法一般有两点要求：准确性，即能够将业务系统中的变化数据按一定的频率准确地捕获到；性能，即不能对业务系统造成太大的压力，影响现有业务。

（2）数据转换

在现实的技术应用过程中，从数据源中抽取的数据不一定完全满足目的库的要求，如数据格式的不一致、数据输入错误、数据不完整等。因此，有必要对抽取出的数据进行数据转换和再加工。

数据转换过程可以在 ETL 引擎中执行，也可以在数据抽取过程中利用关系数据库的特性同步进行。ETL 引擎中通常以组件化的方式实现数据的转换。常用的数据转换组件包含数据过滤、数据替换、字段映射、数据清洗、数据计算、数据验证、数据加解密、数据合并、数据拆分等。这些组件被包装成可扩展、可插拔的状态，根据需求可以实现组件的自由组装和数据共享。同时，部分 ETL 工具还能够提供脚本接口，为用户提供一种数据转换和加工行为的接口。

（3）数据装载

ETL 的最后步骤是将转换和加工后的数据装载到目的数据库中。装载数据所采用的技术方法由数据操作类型和数据体量来决定。当目的数据库是关系型数据库时，可以通过直接 SQL 语句进行插入、更新和删除等操作；而当采用批量装载方法时，也可以通过批量装载的方法。其中通过 SQL 语句进行操作使用更加广泛，因为 SQL 语句进行了日志记录并且是可恢复的。但是批量装载的方法更加易于使用，且当装入的数据体量较大时，速度更快，效率更高。而在实际的业务使用过程中，两个方式可能会交替进行。

2.4.4　数据质量控制技术

医疗数据是所有上层医疗应用的基础，数据质量的好坏将直接影响应用层的使用效果。区域医疗数据具有以下的特征。

（1）业务数据来源多样，原始数据质量参差不齐

区域医疗数据是从多个业务单位的多个业务信息系统中获取相关原始数据，数据源多。而且数据在物理结构和逻辑结构上不统一，甚至同一业务单位的不同业务系统之间也无法做到数据物理结构与逻辑结构的统一。这些原始数据的质量缺陷主要表现在数据的完整性、正确性方面。

（2）业务上没有绝对权威，数据缺少比较基准

由于业务单位、业务信息系统的独立性，造成数据的独立存在，而且

在所有的数据集中缺少绝对的业务权威、数据权威，当出现数据不一致的情况时，无法通过与权威的比较来确定数据的有效性，只能是通过人工的核查干预来解决冲突问题。

（3）业务数据缺少统一关键索引，存在严重的身份重叠问题

数据物理结构和逻辑结构的不一致致使所有数据集没有统一的关键索引，对于市民使用身份证、护照、社保卡、医保卡等卡证多次就医的情况无法进行有效的判断、统一，造成市民健康档案的"分裂"；更有甚者由于一些系统外的原因，如身份证重号问题，造成不同市民的健康档案"混合"，这些都会造成健康档案无效。

由于历史和现实的原因，上述问题不仅在过去存在，而且在将来的一段时间内还会作为常态问题持续存在，对区域医疗数据质量造成严重干扰，需要针对业务数据的获取检验、使用全过程建立起完整的数据质量保障体系，提供覆盖业务单位数据质量分析反馈、数据抽取、数据转换、数据清洗、数据加载、数据使用全生命周期的数据质量控制功能。

图2-4描述了基本的数据质量控制流程，具体如下。

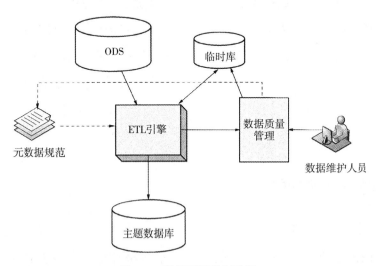

图2-4　数据质量控制流程

由业务系统中获取的数据首先进入 ODS（operational data store），ETL 引擎根据元数据规范和业务规则对 ODS 数据进行整合处理，正常数据进入主题数据库，完成整合，异常数据进入数据质量管理系统进行人工干预。

数据质量管理系统对异常数据进行人工干预，通过人工干预可处理的批量数据进入临时库，由 ETL 根据新的规则进行处理。通用的干预措施形成元数据规范，进入元数据规范标准，无法处理的数据暂存到临时库，通知业务单位处理。

医疗数据质量控制需要管理制度保障，技术上可以通过数据质量统计分析、数据质量评估支撑管理手段：①数据质量统计分析：按照时间、部门、异常数据类型等条件对数据库建立过程中记录的日志信息及系统自动处理的记录信息进行统计分析，如统计一段时间内各类型异常数据的总数、统计一段时间内各部门所提供数据发生异常情况的类型和数量、统计一段时间内系统自动处理的异常情况、按周期对异常发生的情况进行分析、按部门对异常发生的情况进行分析等。②数据质量评估：各数据源提交数据的质量，包括数据提交的关联性、准确性、完整性。准确性是指上传数据符合接口规范要求的程度，以及数据之间钩稽关系的满足程度；完整性用于判断上传数据是否为接口所要求上传的全部数据。另外需要关注数据提交的稳定性、及时性，稳定性用于反映数据上传动作的正常工作状态时间与失效状态时间的比例关系；及时性用于反映数据上传的时效是否满足要求。

2.5 医疗大数据的应用举例

医疗行业早就遇到了海量数据和非结构化数据的挑战，近年来很多国家都在积极推进医疗信息化发展，使得很多医疗机构有资源做大数据分析。因此，医疗行业已经和银行、电信、保险等行业一起首先迈入大数据时代。目前，为了提高人们的健康水平及医疗水平，医疗行业在大数据环境下的各个领域异常活跃。在这些领域中，大数据的分析和应用都将发挥巨大的作用，提高医疗效率和医疗效果。

大数据在医疗行业的应用涉及以下几个方面：①服务居民：居民健康指导服务系统，提供精准医疗、个性化健康保健指导，使居民能在医院、社区及线上的服务保持持续性。例如，提供心血管、癌症、高血压、糖尿病等慢病干预、管理、健康预警及健康宣教（保健方案订阅、推送）。医疗机构物联网的建设，包括移动医疗、临床监控、远程患者监控等，减少患者住院时间，减少急诊量，提高家庭护理比例和门诊医生预约量。②服务医生：临床决策支持，如用药分析、药品不良反应、疾病并发症、治疗疗效相关性分析、抗生素应用分析；或者制定个性化治疗方案。③服务科研：包括疾病诊断与预测、提高临床试验设计的统计工具和算法、临床试验数据的分析与处理等方面，如针对重大疾病识别疾病易感基因、极端表型人群；提供最佳治疗路径。④服务管理机构：如规范性用药评价、管理绩效分析；流行病、急病等预防干预及措施评价；公众健康监测、付款（或定价）、临床路径的优化等。⑤公众健康服务：包括危及健康因素的监控与预警、网络平台、社区服务等方面。

2.5.1　疾病预测与诊断

很多疾病如果能提前预测病情的出现及发展趋势，就能尽早对患者进行预防或治疗。这将在很大程度上降低某些疾病的突发概率。在临床中，准确诊断疾病及判断病情的严重程度是让患者得到有效治疗的基础。目前，依然有很多疾病很难进行准确预测，以至于很多患者在等到疾病突然发作或恶化以后才去就医，错过了最佳治疗阶段（如卒中、糖尿病和心脏病等）；还有一些疾病仅用目前的医理知识无法快速做出准确诊断，或者诊断检查方法带有严重创伤性（如癌症和阿尔茨海默病等）。因此，面对庞大而复杂的生理特征数据和与疾病相关的数据，采用数据分析技术辅助提高疾病预测与诊断的准确度是十分必要的。以下是对于一些具体疾病使用数据分析技术辅助进行疾病预测与诊断的研究成果。

（1）阿尔茨海默病（AD）

AD 是一种常见的痴呆类疾病，开发能够减缓或阻止本病发展的新治疗方法，需要有能够跟踪和预测疾病病情发展的方法。目前，本病的确诊只能通过脑活检或者尸检。在医学上，已建立了一些临床/认知功能度量表（clinical/cognitive measures）用于评估患者的认知状态，并参照这些量表作为临床诊断可能患有阿尔茨海默病的重要标准，如简明精神状态检查量表（mini mental state examination,MMSE）和阿尔茨海默病评估量表认知量表（Alzheimer's disease assessment scale–cognitive subscale,ADAS–Cog）。Duchesne 等人研究了磁共振图像（MRI）与认知功能变化之间的关系，利用主成分分析方法（components analysis,PCA）对所得到的 MRI 图像进行维度约简之后，使用线性回归模型对于阿尔茨海默病患者 1 年的 MMSE变化趋势进行预测。然而，使用 PCA 维度约简技术的缺点是对所建立模型的可解释性较差，Stonnington 等人使用关联向量回归（relevance vector regression,RVR）方法对阿尔茨海默病患者的 MRI 扫描图与相关临床评分之间的关系做了研究，对两个独立医疗数据集 Mayo Clinic 和 Alzheimer's Disease Neuroimaging Initiative 中的数据进行分析之后，建立了根据阿尔茨海默病患者单个的 MRI 扫描图来预测患者临床评分的连续线性模型。以上这些方法都是根据在一个时间点上的临床数据预测与阿尔茨海默病的病情有关的临床评分。为了提高预测性能，Zhou 等人提出了一个能够同时使用多个时间点的临床数据预测阿尔茨海默病临床评分的多任务回归预测方法。该方法在预测临床评分时，使用按时间顺序排列的多组临床数据，把根据某一个时间点临床数据的认知评分预测作为一个任务，提出的时间组 Lasso 正则化方法（temporal group Lasso regularizer）可以捕捉不同任务间的内在关联。随着数据收集技术的提高及复杂度的增加，在很多应用中都需要处理异构数据源。对于阿尔茨海默病的预测也不例外，需要从多个异构的数据源中采集不同度量类型的数据进行分析，如磁共振成像（MRI）、正电子发射断层扫描（PET）、基因/蛋白表达数据、基因资料等。另外，在采集的过程中，经常会遇到有些条目块缺失的情况，导致不完整的患者记录。为解决这些问题，Xiang 等人提出了一个基于完整多源数据的统一双层高效优化模式。在异构数据的融合中，对于出现的可能含有冗余信息及噪声的高维度的数据的处理是具有挑战性的，为了建立一个稳定的且可理解的学习模型，选择好的特征筛选方法是至关重要的。一种简单的方法是将所有数据源的数据都放在一起形成一个数据矩阵，然后直接应用传统的特征选择方法进行筛选。这种方法的缺点是将所有数据源中的数据均等对待，而忽略了源数据内部及源数据间的联系。另一种方法是采用多核学习（multiple kernel learning,MKL）方法进行数据融合，这种方法的缺点是只对源数据层进行了分析，并没有考虑特征层，当单个数据源是高维数据时，产生的是次最优解。Xiang 等人提出的方法把特征层和数据源层的分析统一到了一起，并将该模式扩展到更具有挑战意义的块缺失数据（block-wise missing data）。通过和现有数据融合方法的比较，如 Lasso 回归、Group Lasso、不完备多数据源融合算法（incomplete multi-source fusion,iMSF）、支持向量机（support vector machine,SVM）、K 最近邻算法（K nearest neighbor,KNN）、期望最大化算法（expectation-maximization,EM）等，可以证实该模式可有效应用于阿尔茨海默病的预测。

（2）卒中

卒中是导致死亡的三大疾病之一，也是导致严重长期瘫痪的基本原因。准确预测卒中对患者尽早进行预防、干预和治疗方面有很大的帮助。早期的卒中预测模型所采用的特征或风险因子都是经过临床试验或医学专家手工选取的。这些模型中较著名的是 Lumley 等人基于心血管健康研究（cardiovascular health study,CHS） 的 Generating survival times to simulate Cox proportional hazards models 数据库，针对老年群体（大于 65 岁），利用从 1000 多个特征中手工选取的 16 种特征建立的 5 年期卒中预测模型。

在这个预测模型中，采用了在医疗研究中常用的统计模型 Cox 比例风险模型。然而，最初的 Cox 模型的性能极大地依赖于预先确定特征的质量。Goeman 等人提出了一种基于梯度上升优化和牛顿迭代方法，能在高维回归模型中有效计算 L1 范数惩罚（Losso）估计参数，并应用此算法改进了 Cox 模型。尽管在人工选择 5 个特征的基础上，Kattan 等人将 Cox 比例风险模型与神经网络、基于树方法等机器学习模型进行比较的结果显示，Cox 比例风险模型有着更好的病情预测能力，但 Khosla 等人认为在这个比较中，只选取了一些相对简单的机器学习方法，而且机器学习方法在处理具有更多特征的情况时更有优势。考虑到医疗数据集中数据重建、特征选取及预测等常见问题，Khosla 等人提出了一种集成机器学习的方法，用来解决卒中的预测问题。首先，他们提出了一个依据启发式保守均值自动选取健壮特征的算法，然后将此特征选取算法与支持向量机及基于边界的删失回归（margin-based censored regression,MCR）算法组合进行预测。实验结果表明，该算法对于卒中病情的预测性能不但明显优于 Cox 比例风险模型，而且还识别了一些其他传统方法没有发现的潜在卒中风险因素。例如，任何心电图异常、MMSE 评分、最大肺活量百分比预测等特征都是该算法发现的卒中风险分值较高的几个因素，对这些特征做进一步医学研究会提高卒中的预测水平。

（3）红斑鳞状皮肤病

红斑鳞状皮肤病的鉴别诊断在皮肤病学中是一个难题。这类皮肤病包含 6 种类型：牛皮癣、脂溢性皮炎、扁平苔藓、玫瑰糠疹、慢性或反复性皮肤病及毛囊性红色糠疹，都有红斑和鳞片的临床特征。一般来讲，诊断这些不同的皮肤病需要活检，鉴别的难点是它们之间有着很多共同的组织病理特征。诊断的另一困难在于，这类皮肤病在开始阶段表现的是另一类的特征，在后面的阶段才会出现自己特有的症状。很多的研究结果表明，使用人工神经网络（artificial neural networks,ANNs）建模会有更大的灵活性及能够得到合理准确的预测结果。神经网络的目标是尽可能利用神经网络工具开发一个综合诊断系统。Ubeyli 等人选择了 ANNs 对红斑鳞状皮肤病的诊断问题进行建模，提出了一种基于纠错编码（error correct output codes, ECOC）的多类 SVM 方法，并将其性能与多层感知器神经网络（multilayer perceptron neural networks, MLPNN）和递归神经网络（recurrent neural network, RNN）方法做了比较。实验表明，由于 SVM 通过使用非线性核函数可以将低维的输入空间映射到较高的空间，能有效处理非线性分类，故多类 SVM 有较高性能，并且比另外两种方法显著健壮。另外，他们还指出在解决此问题时，径向基函数比多项式和线性核函数更有效。

与红斑鳞状皮肤病的诊断问题相关的临床和病理特征有 34 个。已证明对于一个特定的任务并不是所有的特征都重要，有一些是冗余的，有一些是相关的，去除某些特征或许会得到更好的性能。因此，Xie 等人提出一种基于 SVM 的混合特征抽取方法模型来提高诊断红斑鳞状皮肤病的准确性。他们提出的这个新的特征抽取方法称为改进的 F-score 和顺序向前搜索（improved F-score and sequential forward search, IFSFS）方法，结合了过滤法和打包法可以在原始特征集上选择最佳子集的优点。IFSFS 方法将 F-score 只能度量两个实数集之间的差异改进为可以度量多于两个实数集之间的差异。改进后的 F-score 是过滤法的评估标准，顺序向前搜索是打包法的评估标准。实验结果表明，该方法利用选取的 21 个特征进行分类，得到了 98.61% 的精度。

另外，Abdi 等人也使用了特征抽取的方法对红斑鳞状皮肤病诊断问题建立了模型。他们开发了一个基于离子群优化（particle swarm optimization, PSO）、支持向量机和关联规则（association rules, AR）的一个诊断模型 AR-PSO-SVM。这个模型分为两个步骤：首先，利用关联规则从原始特征集中选取最佳特征子集，然后采用粒子群优化方法来确定 SVM 的参数，以找到最佳的核函数参数。实验结果表明，AR-PSO-SVM 模型获得了 98.91% 的分类精度。

（4）心脏病

在心脏病的诊断与分析之中，Avci 提出了一个智能系统，用来对多普勒心脏瓣膜的信号进行分类。Da 等人开发了一个基于 SAS（statistics analysis system）的心脏病诊断系统。Palaniappan 等人开发了一个计算机辅助诊断（computer aided diagnostics,CAD）原型，称为智能心脏病预测系统（intelligent heart disease prediction system,IHDPS）。这个系统使用了很多数据挖掘工具，如决策树、朴素贝叶斯、神经网络等。Eberhart 等人使用自适应神经网络对多道心电图模式进行了分类。

但开发一个心脏病诊断系统是耗时、昂贵的，并且很容易出错。由于心脏病的死亡率很高，有必要更好地了解有关心脏病的致病因素和预防措施，这与提高诊断的准确性一样很重要。因此，Nahar 等人调查了导致不同性别的人患病和不患病的因素，使用关联规则挖掘确定这些因素，所用的具体规则生成方法有 Apriori、Predictive Apriori 和 Tertius。通过分析得到的个人患病和健康的信息，发现女性患冠心病的概率要小于男性，并且能够识别出导致患病与否的特征。

2.5.2　患者监控及预警

在医院，每年有 4% ～ 17% 的患者因为心肺或呼吸中止而死亡。临床研究发现，如果能够早一些，即在严重临床事件出现之前而不是在发生的时候提供预警，患者的生命是可以挽回的。在许多医疗机构中，采取对患者的临床监控数据进行早期检测、预警和干预的方法来预防这种严重的、常常危及患者生命的临床事件的发生是十分必要的。目前，利用医理知识及数据挖掘技术已经建立了一些能够进行健康或病情评估的评分系统，对于一些具体的疾病也提出了很多评估方法。例如，Knaus 等人于1981 年提出了一个关于急性生理学与慢性健康的评分分类系统 APACHE；随着时间的推移和科学的发展，先后产生了 APACHE Ⅱ 和 APACHE Ⅲ。APACHE Ⅱ 和 APACHE Ⅲ 都可用于病情评估，APACHE Ⅲ 的设计更为合理和严密，较简单易用。Yandiola 等人对于住院患者在社区获得性肺炎不良结果的预测中，比较了肺炎严重指数（pneumonia severity index,PSI）及英国胸科学会的 CURB-65 评分系统，对于严重社区获得性肺炎（serious community acquired pneumonia,SCAP），CURB-65 评分系统会更准确。McQuatt 等人使用决策树技术对头部受伤患者可能出现的结果进行了预测。在临床上，预测一个病情严重患者的结果是具有挑战性的，该办法通过分析患者现有的数据，并预测出若干个可能的结果来建议治疗方案。

在医院里，对于疾病恶化的预测与检测需要更一般化的自动监管方法与算法，用来更方便有效地为所有患者服务，提高医院接纳患者的能力和护理能力，也使医院有更好的能力来应对紧急疫情或突发事件的发生。改良的早期预警评分（modified early warning score,MEWS）利用手工收集到的一些可简单度量的生理参数（如收缩压、心率、体温、年龄、呼吸率等）进行计算，用来辨别急诊患者是否有病情恶化的风险，是否需要在加护病房（high dependency units,HDU）或特护病房（intensive care units,ICU）接受特别护理。MEWS 只是依据医理对所得到的参数恶化风险程度进行分段打分，分值越高，表示恶化风险越大，然后将这些分值简单相加而得到。为了对所得到的数据做进一步的分析，得到更准确的预测，Mao 等人面对具有多尺度数据差、测量误差、异常值和数据偏斜等特征的高维监控医疗流数据，使用数据挖掘方法设计了一个能够识别临床恶化信号并对患者是否应该转移到 ICU 给出预测的早期预警系统（early warning system,EMS）。该系统使用了逻辑回归、SVM 等常用的分类算法，然后采用引导聚合的方案来提高模型的精度，以及避免过度拟合。EMS 虽然对临床数据进行了分析，得到了精度较高的结果，但所用的数据依然是通过护士手工采集的临床数据。Ko 等人设计的 MEDiSN 虽然使用了无线设备可以自动采集临床数据，但只是关注原始信号的采集、传输、存储和网络系统的架构，并没有对所得到的各种临床数据做进一步的详细分析。在大部分医院中，只有在 ICU 装配有实时监控传感器可以实时采集患者临床数据，而在普通病房的临床数据是由护士手工获取的。临床研究发现，不管是对于 ICU 还是普通病房，通过对实时数据传感（real-time data sensing,RDS）的检测和干预预防临床患者病情的恶化都是十分必要的。Mao 等人又将自己的工作做了改进，开发了一个可以根据无线实时数据传感器采集的实时监控信息，对患者病情的恶化给出预警的集成数据挖掘系统。该方法合成了一个包含第一阶和第二阶时间序列特性、去趋势波动分析（detrended fluctuation analysis,DFA）、频谱分析、近似熵及交叉信号特征的大特征集，并系统评估了一系列已有的数据挖掘方法，包括特征选择、线性与非线性分类算法，还考察了由于类分布不平衡而产生的欠采样问题。结果表明，组合特征很好地提升了效果，一些分类算法，如核 SVM、逻辑回归，要比以前使用的线性分类算法健壮；还有一些数据挖掘方法，如特征选取、勘探欠采样等，都很好地提升了性能。

2.5.3　药物警戒

世界卫生组织把药物警戒定义为"与检测、评估、理解和阻止药物不良反应或其他与药物问题有关的科学与活动"。在美国，食品药品监督管理局负责新药的审批，并对上市后的药品进行监督管理及再评价。新药的临床试验分为三期，三期的试验评估完成之后，就可以证明药品是有效和安全的。但是，在经历新药申请审评程序并被批准上市后，为了保证药品在临床之外及商业环境中表现得跟预期中的一样好，食品药品监督管理局通过药物警戒的方式进行大量的监管工作，药品制造商必须审查并向食品药品监督管理局报告其所掌握的每一起药物不良反应事件。美国食品药品监督管理局直接通过他的安全信息及不良反应通报程序（MedWatch program）获得药物不良反应报告，由于这些报告是由用户或医疗专业人士主动上报，故被称为"自发性报告"。

药物治疗会给患者带来很多潜在的危害，如剂量错误、药物反应及过敏，都可导致药品不良反应事件（adverse drug events,ADEs）的发生。不幸的是，目前 ADEs 仍然在普遍发生，对医疗护理的质量和效率带来了消极影响。Bate 等人发现，在一个医疗集中，一个 ADEs 平均会使住院患者的治疗费用增加 3244 美元，使住院时间平均增加 2.2 天。ADEs 分为两种：事实 ADEs 和潜在 ADEs（potential adverse drug events，PADEs）。事实 ADEs 是指任何由于药物治疗管理而对患者引起的不良反应或危害，不管是由于药物治疗错误引起的，还是由能够合理避免的 ADEs 而导致的。PADEs 是指药物治疗管理错误没有使患者受到伤害的情况，不管是因为它被终止了，还是没有观察到不良反应。

Wright 等人在对曼彻斯特 6 个社区的药物不良反应案例进行分析后发现，多种药品的不良反应分别由以下 4 种情况引起：①药品反应（drug-drug interaction,DDI）：一种药品的活性或疗效被另一种药品改变。②治疗重复（therapeutic duplication,TD）：开了有相同作用的两种药品，产生重复疗效。③药品重复（drug duplication,DD）：相同药品的错误管理，或不同药品的组合中含有相同的药物成分。④副作用（additive effects,AE）：两种药品不属于同类，也不相互作用，但组合在一起使用后会有潜在危害。

在这些类型中，大部分的事实 ADEs 是由药品反应引起的，而 75% 的 PADEs 是由治疗重复和药品重复引起的。有研究者在通过利用临床评估决策工具识别了 29.4% 的事实 ADEs 和 89.7% 的 PADEs 的基础上，得出的结论是，在社区医院中，通过使用公用临床决策工具知识库，可以防止一定数量的 ADEs 的发生。

在 DDI 的研究中，在不良反应报告中可以见到一些常见的药物，如降压药、消炎药和抗凝血药等。那么，为什么这么多的 DDI 这么长时间以来没有被发现呢？首先，在药品上市前临床试验的最后一个阶段（第三期），由于只对 1000～3000 人做了药品试用评估，很难发现一些潜在的 DDI。其次，DDI 的鉴定与很多因素有关，如多种药品同时服用时的剂量、药物的副作用、用药者的遗传基因特征及人口结构的变化等。在早期的医学研究方法中，科学家们通过临床试验、体内药物动力模型等方法来研究和理解 DDI，但这些方法一次只能分析一种药品或几种药品的组合。随着医疗行业信息化的发展，产生并积累了大量的医疗数据，对于 DDI 的研究也发生了一些改变。近几年，有很多新的数据源可使研究者们利用数据分析的方法更好地识别、预测及解释 DDI。

科技论文及摘要：MEDLINE 是世界最大的医学领域的科技论文仓库，包含了超过 2000 万篇的引文，并以每天数千篇的数量递增。可使用文本挖掘的方法，通过了解在生物医疗研究的过程中最新的关于药品的信息，寻求对 DDI 的理解。

不良事件报告：很多国家使用自发的报告系统维护与健康相关的不良事件数据库，并以此作为药品上市后监管的一种形式。

药品信息源：在美国，所有处方和非处方药品的药品标签全文都可以在国家医学图书馆网站 DailyMed 上获取。这些标签上包含了一些关于此药品的重要信息，如配方、副作用及已知的药物互相作用说明等。

电子医疗记录：电子医疗记录的出现在很大程度上促进了用数据化的方法研究 DDI 的进程，电子医疗数据中的原始数据可以用于预测 DDI 并验证预测结果，但使用这类数据源的主要障碍是数据的可访问性，因为要考虑到患者信息的隐私问题。

据统计，全世界可被阻止的药物不良反应数量在入院患者中占 3.7%，对医疗卫生系统来说是个很大的负担。然而，药物不良事件的诊断代码在电子病例（EPRs）中有时候是少报或缺失的。例如，临床中有时候会因为没有将一个新的医疗事件正确识别为药物不良反应事件，而导致在诊断代码中少填有关药物不良反应的信息。若出现最坏的情况，会影响患者的安危，而且也会减少让处方药品风险评估产生错误的 ADEs 报告数量。经多年积累而产生的电子病历库中有潜在的有价值的资源信息，可以利用这些信息来鉴别药品不良反应。Karlsson 等人在斯德哥尔摩 EPRs 库中抽取了训练集，并使用随机森林和 J-Rip 规则学习两种算法，对选定的药物不良反应诊断代码 L27.0（该诊断代码表示由于药物和药剂引起的全身性皮疹）进行了预测建模与比较分析。在不同的特征组合集上，对这种指定药物不良反应的预测结果表明，根据曲线下面积（area under the curve, AUC）评估，随机森林算法要优于 J-Rip 规则学习算法。

2.5.4　电子病历处理

电子健康记录（electronic health record, HERs）整合了不同来源的病患健康资讯，包括病患所有的电子病历。理想的电子健康记录应该具有互动性、互用性、安全性、持续性和即时更新的特性。随着医疗领域信息化程度的加深，产生了大量的电子健康记录数据。整理、分析与处理电子健康记录有着广泛的用途，如疾病的诊断与预测、药物预警、个性化医疗、（医疗）资源管理及公共健康等。对于电子健康记录的研究，除了为解决特定医疗问题而利用 HERs 提取潜在有价值信息的相关工作以外，还有一些研究是针对由于 HERs 数据的特殊性而产生的数据处理问题所做的一些通用的基础工作，如文本分析、检索性能的提高、非结构化数据处理及数据整合等。本小节的内容主要是关于后一种研究工作的。

临床记录是电子健康记录的一个完整部分，由于非结构化的特征对临床记录的分析提出了特殊的挑战。Sondhi 等人提出了一个对临床记录中的病症关系进行建模和分析的集成挖掘构架 SympGraph，将症状作为节点、症状间的关系作为边的 SympGraph 结构可以通过在大量患者的临床记录序列中抽取病症而自动创建，并提出了一个新的矩阵更新算法用来节省图动态更新的计算量。在临床应用中，SympGraph 有一个重要的功能，即症状扩展，也就是说通过分析基本的 SympGraph 结构，可以将给定的症状集扩展到其他相关的症状上。实验结果表明，扩展的症状对改善疾病预测的曲线下面积估量可提供有效的信息。

由于患者医疗记录数字化数据容量的增加，医疗信息检索系统的性能急需提高。通过查询扩展，关联规则方法可被用于提高信息检索的性能。

关联规则挖掘的一个重要困难在于即使给出很合理的支持度和置信度也会生成巨大数量的规则。由于生成的很多规则是不重要的、冗余的或语义错误的，故在信息检索中使用关联规则方法提高检索性能的主要问题是选择出与查询有关的规则。Babashzadeh 等人提出了一种基于语义关联规则挖掘的医疗上下文查询建模方法。该方法的主要思想是使用统一建模语言（UML）系统本体中的概念对电子医疗记录建立语义索引。具体步骤：首先由覆盖查询的规则得出上下文查询的概念；然后，根据这些概念与查询概念的语义相关性进行加权；最后，利用对患者记录的重新排序来提高临床检索效率。评估结果表明，该方法的检索性能优于概率模型 BM25（best match 25）。

2.5.5　智慧医疗

（1）用药分析

美国哈佛大学医学院通过整理八个附属医院的患者电子病历信息，从中归纳出某一年销售额达到百亿美元的一类主要药物有导致致命的副作用的可能性，该分析结果提交美国食品药品监督管理局后，此类药物下架。

（2）病因分析

英国牛津大学临床样本中心，选取 15 万人份的临床资料，通过数据分析得出了 50 岁以上人群正常血压值的分布范围，改变了人们对高血压的认识。

（3）移动医疗（手机 APP）

IBM 推出 MobileFirst 策略，专门针对各种无线终端，支持 IOS、安卓系统。通过 MobileFirst 平台，在各种移动终端对象里嵌置 API 和相关的 APP 应用采集和分析这些无限终端的数据。

Gauss Surgical 开发一款 iPad APP 来监测和跟踪外科手术中的失血情

况。外科手术工作人员使用 iPad 扫描手术过程中纱布和其他表面吸收的血液，使用算法估测这些表面上的血液总量，然后估算出患者在手术过程中的失血量。此 APP 最初是通过斯坦福大学的孵化器项目 startx 来开发的能有助于防止患者手术后的并发症，如贫血症。同时它还可以防止不必要的输血，而这对于医院来说是昂贵的。

意大利电信推出 Nuvola It Home Docto 系统，可让在都灵 Molinette 医院的慢性病患者通过手机在家中监测自己的生理参数。相关数据将自动地通过手机发送到医疗平台，也可以通过 ADSL、WiFi 和卫星网络得到应用。医生通过网页接入这个平台，及时获取数据并调整治疗方案。

IBM 在上海的部分医院推出了 BYOD 系统，即员工自费终端，用来提高医生和护士在医院的移动性。通过和开发商合作，推出移动护理应用，将医生和护士的各种移动终端连在同一网络下，便于医生和护士了解患者在医院的位置和健康状况，也提高了医生和护士的移动性。

美国远程医疗公司研制成功了一款功能强大的医疗设备"智能心脏"（smartheart），把手机变成一款功能齐全的医疗工具，用来监测用户可能存在的心脏病问题。智能心脏与智能手机相连，在安装运行了相应的程序之后，手机拥有"医疗级"的心脏监测功能，并能够在 30 秒内在手机屏幕上显示用户的心电图。医生可随时对患者的心脏进行监测和分析，提前做好预防措施。智能心脏解决了心脏病预防方面的最关键问题———时间。这在心脏病预防领域的确是一项重大的突破性技术。

（4）基因组学

DNAnexus、Bina Technology、Appistry 和 NextBio 等公司正加速基因序列分析，让发现疾病的过程变得更快、更容易和更便宜。戴尔也为两个医疗研究中心提供计算力，根据每个孩子的不同基因信息，制定专门的小儿癌症治疗方案。

（5）语义搜索

医生需要了解一位新来的患者，或想知道新治疗手段对哪些患者有效。但是患者病历散布在医院的各个部门，格式各异，或用自己的术语创建病历。一家创业公司 Apixio 试图解决这个问题，Apixio 将病历集中到云端，医生可通过语义搜索查找任何病历中的相关信息。

（6）疾病预防

如何能不通过昂贵的诊断技术就能诊断早期疾病是医学界的一大课题，Seton 医疗机构借助大数据做到这一点。例如，充血性心力衰竭的治疗费用非常高昂，通过数据分析，Seton 的一个团队发现颈静脉曲张是导致充血性心力衰竭的高危因素（而颈静脉曲张的诊断几乎没有什么成本）。

（7）众包

医疗众包领域最知名的公司当属社交网站 PatientsLikeMe，该网站允许用户分享他们的治疗信息，用户也能从相似的患者的信息中发现更加符合自身情况的治疗手段。作为一个副产品，PatientsLikeMe 还能基于用户自愿分享的数据进行观测性实验（传统方式的临床试验通常非常昂贵）。

（8）可穿戴医疗

①智能手表等消费终端动态监控身体状况。②针对白领女性对健康和美的追求推出计步减肥的应用，针对婴儿和老人等推出的位置定位和健康监测应用等。③ NEC 提供婴儿防盗、人员定位解决方案，集成 FRID 技术、手持 PDA、腕带技术、监控系统、报警系统等，使医院可以实时了解患者的动向及状况，很大程度上避免了抱错婴儿、婴儿丢失、患者走失等事件的发生。该系统中还增加加速感应装置，监视老年患者摔倒，使老年人能得到及时有效的救治防护措施，提高医疗服务质量，加强医疗安全。

（9）自然语言处理技术应用

IBM 将 Watson 系统部署到医生的办公室里。Watson 能"听懂"医生的自然语言问题，同时快速分析堆积如山的医疗研究数据给出答案。

2.5.6　其他医疗信息化应用

（1）全新的医疗体验

自 1985 年美国新英格兰医疗中心提出并应用临床路径（clinical pathway,CP）方法以来，医疗卫生部门一直在寻求医疗技术与工业工程中标准化方法相结合的手段，规范医生诊疗行为与过程，提高诊疗效率与精确性，减少医疗事故和失误的发生。随着信息技术，特别是人工智能的发展，理论界开始将认知科学中的理论与医疗相结合形成专家系统、管理信息系统等，用于组织管理与辅助决策，开始了医疗专家系统、医学人工智能（artificial intelligence in medicine,AIM）的研究。CP 向医疗辅助决策支持系统，进而向更专业的临床决策支持系统（clinical decision support system,CDSS）转变。这个转变过程，最大的挑战是准确的知识表示、精确的数据匹配，以及信息与流程的一体化。

（2）精准医疗

在互联网环境下，海量数据的原始积累变得更容易。随着移动互联、智能传感器、云计算、机器人等新兴信息通信技术与信息感知方式的发展，数据驱动的智能医疗涵盖更多方向：临床决策支持系统、医疗数据情况检索、远程病人监控、病人档案分析等，有效地降低了医疗失误及可避免的伤害。临床操作的比较效果研究通过全面分析病人特征数据和疗效数据，比对多种干预措施的有效性，找到针对特定病人的最佳个性化治疗途径，提高医师的治疗效率、降低病人医疗成本和身体损害。哈佛商业评论指出，数据驱动的智能医疗服务将整合证据和价值，为医者、患者和社会提供全面服务。数据驱动决策的开发与应用已经在医疗服务、制造业、物流、零售业、金融业等行业广泛展开，形成了巨大的社会价值和产业空间。在数据已成为公认资源的背景下，由数据驱动的智能决策成为管理科学中的一个热点研究方向，数据驱动的医疗决策及智能医疗也成为互联网环境下的重要理论及应用领域。

（3）医疗资源的共享

我国医疗资源相对匮乏，且区域分布极不平衡，已成为制约我国整体医疗救治水平的最大问题，也是医患矛盾产生的重要原因之一。同时，医疗资源区域分布不均衡，优质医疗服务资源集中在一二线城市，农村地区虽然人口比重大，但医疗资源严重匮乏。此外，人口老龄化对医疗资源的配置提出了新要求，预计到2050年，中国60岁以上老人将达到4.37亿人，所占人口比例将超过30%，庞大的患者诊疗需求和医疗资源相对不足将形成巨大矛盾。在治疗过程中，不恰当治疗造成的不良事件频发，医患关系紧张，彼此缺乏信任。针对医务人员的暴力事件逐年增长，即使是在医疗领域发达的美国，每年也有近一半的人受到不恰当的治疗；超过200万人受害于医院感染；超过100万人在外科手术中遭受致残的并发症，而其中有一半是可以避免的。

以上海为例，数据驱动的诊疗方案推荐帮助医生快速获得病人的健康信息，医疗重复检查率从80%降低至30%。上海市卫生局信息中心正在运行基于云的、高效率、高并发健康信息搜索及智能提示系统，形成覆盖全市公立医疗卫生机构的病例检索服务。通常，每位医生每天面对数百位病人，对于每个病人的诊断只有几分钟。智能医疗系统为医生提供快速病历检索，使其更准确地诊断，工作更有效率。

2015年8月国务院通过《关于促进大数据发展的行动纲要》，优先推动医疗等民生领域政府数据向社会开放，使更多的优良医疗资源可以数据共享、渗透到社区与乡镇，解决日益增长的医疗需求与医疗资源不足的矛盾。传统的医疗卫生系统每天面临海量数据冲击，数据压力如何转变为数据优势，使得数十亿条医疗数据成为医生在诊疗时可随时调用的判断依据，有效地提高诊疗效率成为当前智能医疗领域的重要任务。大数据的有效利用带来的全新医疗服务模式，使美国医疗保健行业成本降低约8%，每年节省多达3000亿美元；欧洲发达国家的政府也节省了至少1000亿欧元运作成本。基于智能传感的医疗数据感知过程通过眼镜、手表、手环等可穿戴设备，以及移动终端等便携设备实现，同时也对知识解析、机器智能与人工智能分析系统的融合能力提出了更高要求。

　　基于知识的智能决策系统以决策"供给"与"需求"间的相似度和匹配规则形式提供决策结果，与传统的"信息过滤式"决策过程相比，更适应多源异构数据的输入环境，以个性化方式引导用户在海量候选项中迅速找到符合需求条件的输出结果。临床医疗决策将临床决策与临床比较效果分析过程中产生和使用的多源异构数据作为资源。这些数据构成复杂，既涉及多种监护设备获取的患者生命体征参数，又包括医生的诊断信息、患者的病例信息等，数据量大且以异构状态存在，医疗信息间的交互与反馈实时发生，呈现出动态性特征。同时，医疗决策信息节点复杂，信息链相互交织，形成网络化结构，不断发生信息的传递与反馈，形成多任务互动过程。数据分析的兴起改变了云计算的发展方向，逐渐形成以分析即服务为主的数据驱动决策，关注焦点也从计算速度逐渐转变为异构数据融合中的推理效能，即鲁棒性。鲁棒性是评估深度不确定环境下候选方案的重要准则。鲁棒决策方法充分考虑不确定性和假设条件，以获取适应不同决策环境及对不确定性不敏感的决策方案。对于医疗决策系统，鲁棒性指当决策系统数据具有不确定性（如呈无序状态等）时，仍能够保持较高的推理准确度和灵敏度的能力。知识融合推理的研究呈现出两大趋势，即大数据分析研究和机器学习模型与算法研究。知识推理正成为现代组织管理及商务智能领域的重要课题。近年来，一些管理科学顶级期刊发表了大量有关大数据驱动的融合推理相关文献，如信息处理与检索、智能化决策、推理系统效率和个性化服务等。随着信息通信技术理论与方法的进一步发展创新，基于大数据的融合推理作为一种决策支持技术，与具体的管理与决策实践相结合，增强决策过程的鲁棒性。

2.6　医疗大数据应用面临的挑战

　　在大数据时代下，尽管大数据分析能够产生更大的商业价值，大数据存储和分析技术的发展也得益于商业场景中数据量的激增和数据种类的多样化，但医疗大数据依然面临很多挑战。

（1）数据的巨量性

根据著名市场调研机构 IDC 数字宇宙（digital universe）的研究，到 2020 年，医疗数据增至 35ZB，相当于 2009 年数据量的 44 倍。其中，影像数据增长最快，其次是电子病历（EMR）数据。这就要求海量数据系统一定要有相应的数据存储与计算能力。除数据规模巨大之外，医疗管理信息系统还拥有庞大的文件数量，因此，如何管理文件系统层累积的元数据也是一个难题。

（2）数据的高速性

随着医疗行业信息化的逐步推进，越来越多地需要对医疗实时数据进行快速处理，如手术室的麻醉监控、床边心脏监视、血糖检测、心电图（electrocardiogram,ECG）、ICU 传染源检测与识别、自动控制的胰岛素泵低温病床，以及新型家用、急诊或医院使用的基于网络的检测设备等产生的实时信息。医疗大数据应用中的实时性问题，要求对数据进行实时或准实时的处理、秒级的查询需求响应。

（3）数据的多样性

医疗行业所产生的信息除了传统的结构化数据以外，还包括大量的传统非结构数据，如医护人员手写的便条、笔记，费用登记记录，纸质处方，医学影像胶片，MRI 和 CT 产出影像等，以及新生的非结构数据，如体检设备、基因数据、社交媒体等。可以看到，医疗数据是复杂而具有多样性的，而且由于医学数据的特殊相关性，在做决策的时候很多情况下要依据各种不同的数据，包括图形与图像、社交数据、机器产生的数据和医学文档等。

（4）数据的非规范性

目前，尽管医疗信息化的工作正在如火如荼地进行中，各种不同的机构产生并存储了大量的医疗信息，但产生的医疗大数据还不够规范，而进行数据挖掘需要数据较为规范。所以，这是一直以来难以对医疗大数据利用现有技术进行很好的处理、分析及应用的重要原因之一。

（5）医疗大数据并发访问性

一旦认识到医疗大数据分析应用的潜在价值，就会有更多数据集被纳入系统进行研究，同时会有更多的人关注及使用这些数据。对于这些可能存储在多个地点的多种不同类型存储设备上的医疗数据，并发问题将会日益突出。

（6）医疗大数据的安全保护

医疗数据和应用呈现指数级增长趋势，也给动态数据安全监控和隐私保护带来极大的挑战。现有隐私保护和隐私执行的国际标准是基于传统的告知和许可的条件下，比如 cookie。但是，在大数据环境下更强调数据的二次应用，使用者无法预测将来数据的使用形式和功能。在这种情况下，将来的医疗大数据的安全保护趋势是不能仅依托个人的许可，而是更强调数据使用者的责任。

（7）缺乏技术的支持、人才

大部分医疗机构仍然很难从现有的系统中获取各类他们需要的数据与信息。医疗大数据面临的挑战不仅来自数据量的增长，还来自应对这种变化的新技术的支持。

（8）性价比问题

医疗机构在构建医疗大数据系统时需要考虑成本和大数据系统产生的价值数据的存储架构是否合理，不仅影响医院 IT 系统的成本，而且关乎医院的运营成本与盈利。随着时间的推移，医疗机构建设的信息系统会产生越来越多的医疗数据，而且随着信息化程度的加深，数据产生的速度会越来越快。系统中医疗数据的激增，使得存储扩容成为大数据应用环境中普遍存在的问题与压力，很多医疗机构很被动地不断购买不同品牌的存储系统。所以目前的状况是，医院的存储设备大多是由不同厂商构成的完全异构的存储系统，这些不同的存储设备利用各自不同的软件工具进行控制和管理，这样就增加了整个系统的复杂性，而且管理成本非常高。

（9）第三方数据机构的介入

大多数医院，单凭单家医院的资源，能力很有限，无法做到数据的永久保存与有效利用。这些经年累月的病患数据具有极其珍贵的研究价值，因此，医院数据的第三方云存储是必然趋势，不但解决了单个医疗机构的存储问题，而且还为医疗大数据的共享创造了条件。

（10）医疗机构变革的谨慎性

医疗与人命息息相关，无论是创新还是变革，都需要更加谨慎，每走一小步，都需要权衡其所造成的各方面的影响，前进的步伐必然有所受限，因此，在 IT 创新的脚步上是相对较慢的。以往人们会将"医疗"和"健康"作为两个不同的领域，但因为大数据的存在，它们将会相通。医疗大数据行业创新中存在五个方面的挑战，正在推动医疗机构的变革：①临床创新：新技术、设备、药品、治疗方法和交付模式。②监管审查：新的制度需要确保医疗健康机构的安全性。③竞争威胁：医疗机构面临了更多相关行业的竞争对手，包括保健品零售机构及家庭护理机构等。④个性化医疗：数据的需求不断增长，医疗机构需要为患者提供质量更高、更具个性化的医疗服务。⑤经济限制：政府部门希望进一步降低医疗成本，鼓励创新。

在医疗保健与生命科学领域，存在 4 个"大数据池"，即制药及医疗设备研发数据、临床数据、活动和成本数据及患者行为和情绪数据。要创造有价值的解决方案就需要对 4 个"大数据池"进行集成，相应的解决方法是对医疗数据进行"二次利用"。这其中包括：企业医疗分析，为医疗机构提供世界级的数据仓库解决方案；转译研究中心，为医学研究机构及制药中心提供新技术的研究保障；健康科学网络，为制药公司、资产管理公司及研究机构之间提供安全的数据共享；患者参与，通过收购加强医疗机构与患者之间的联系。

（11）完整体系的建设

医疗机构的 IT 建设当中，还没有真正形成一个完整的体系，能够去收集并利用临床数据、成本数据、基因数据及患者在网络中表达的情绪数据等，进而能够帮助医疗机构对这些数据进行集成与分析，并针对每位患者创建一个 360°的完整视图。

通过医疗领域大数据的整合和深度分析利用，针对居民、医生、科研和卫生管理机构，开展健康预警与宣教、临床决策支持、疾病模式分析、规范性用药评价、药品不良反应、患者疾病经济负担分析等医疗健康大数据分析应用服务。

面向居民提供基于大数据的居民健康指导服务系统，为居民的慢性病干预、改善生活习惯提供个性化健康保健指导，促进居民健康自我管理；面向医生提供基于大数据的临床决策系统，提高医生诊疗水平，减少医疗差错；面向科研人员提供基于大数据的科学研究模式和队列人群，提高研究效率与效果；面向卫生管理机构提供基于大数据的管理决策支持系统，提高在疾病监测、慢病管理、质量监管等方面的卫生管理水平。

附 1：鲁棒性决策

鲁棒控制理论由 Zames 在 1981 年首次提出，是当前解决鲁棒性问题最为成功且较完善的理论体系。圣菲研究所研究人员研究了 17 个鲁棒性在不同领域中的定义，如生态网络鲁棒性、非线性控制中鲁棒性、计算机系统鲁棒性、语言系统鲁棒性等。

不同领域学者的研究表明，复杂系统的鲁棒性与脆弱性是并存的。鲁棒且脆弱（robust yet fragile）是复杂系统的最重要和最基本的特征之一。在不确定性和干扰出现的情况下，鲁棒性已经成为复杂医疗决策系统面临各种内外风险能否稳定的关键。目前研究集中在借助复杂系统可靠性与鲁棒性分析方法，研究减少不良事件的发生及提高医疗质量和患者安全性的途径。

2011年，诺贝尔奖获得者 Sargent 和 Hansen 首先提出使用设定模型求解与真实值之间的信息差异，并使用度量方法（如互信息）进行了量化分析。这种方法对传统的决策者完全信赖构建的模型进行决策的假设提出了挑战。不确定条件下决策的标准理论建议决策者构建统计模型，将结果与决策联系起来，并选择结果的最优分布。这是假定决策者完全信任模型。但对于如模型不能被信任，决策者该如何选择的问题，Sargent 指出应该让决策者承认在经济模型中存在误设。决策鲁棒性理论结合了鲁棒控制理论，提出鲁棒性决策模型，并将其应用于各种动态宏观经济学的问题。Hansen 等将其用于非线性系统控制问题，并为设定的模型不确定性提出鲁棒性决策定量分析方法，包括鲁棒性优化方法及鲁棒性推理方法。

在大数据环境下，实现医疗鲁棒性决策需要解决的核心问题包括以下几点：①多模态数据的知识表示与聚合。医疗决策系统存在多参与者、多任务、多设备和时间约束等，实现跨地域、跨时域医疗信息管理与服务，决策数据呈现多源异构特征，包括电子病历系统、电子健康档案系统、医疗研究知识库、医疗社交网络平台及不同的子系统与转化医学研究产生的实验数据等。这些不同来源的数据无论是从结构上（结构化、半结构化和非结构化）、组织方式上（医院运营数据、医生诊断数据和患者住院信息等）、维度尺度与粒度上都会存在巨大差异，即数据异构性，并且存在重复、交错、乱序、冲突和错误标识等现象。在空间维度上，海外医疗机构及国内三甲医院、社区医院和家庭医疗网络式服务提供跨地域异构信息；在时间跨度上，患者医疗健康信息将以全景式数据管理覆盖个体从出生到死亡的全过程。因此，如何对多源异构医疗数据进行表示和聚合，实现医疗数据实时分析及异构数据分治和信息共享，实现医疗决策推荐服务，成为医疗鲁棒决策理论和方法的首要问题。②基于多元异构数据的并行推理能量效率的稳定性。医疗数据由文字、数值、图像、音频和视频等多模态数据集成，既包括高频率、细粒度数据（如 ICU 中的监测数据），又包括人口统计学（demographics）等低频率、粗粒度数据，形成海量的信号和数据流。多模态数据管理和并行推理除了要考虑时空异构、多源多维度、资源开销等因素之外，还需要考虑能源效率对决策推理的影响。医疗决策中海量数据通过不同的医疗采集终端进行实时数据采集，数据以流的方式进入系统，进行抽取和分析，并通过有效的计算和通信服务与采集终端进行数据动态交互，并在一定区域内实现医疗机构间医疗信息交换和共享，在多核、集群和中央处理器（central processing unit,CPU）、图形处理器（graphics processing unit,GPU）上进行数据传递和端云端的并行推理，各种设备和算法所消耗的能量差异巨大。为医疗决策者提供更好的长时间患者数据管理、评估患者病情及其他决策支持，能源效率的不稳定性对于实时运行的每个时间节点产生影响，对数据密集型问题的储存和计算资源分配、并行推理模型和算法提出了新的挑战。如何利用采集的实时数据，解决多模态数据管理和并行推理的能量效率不稳定成为医疗鲁棒决策研究的核心问题。③有效消除医疗大数据中的冗余与干扰数据，提高医疗决策精度与效率。多模态医疗数据属性集源自不同的信息源，包含不同的多维属性集，且类别标识源自不同经验水平的专家知识，多模态数据对患者的生命体征进行分类，因对于检查、诊断等不同决策目标而具有不同的使用价值，且数据之间的隐私性、信息冗余性、安全性、异地分布和传输性能等约束条件，使得数据可用性价值不确定。同时，对所有临床监测传感器数据容易因信号质量低或噪声干扰等原因而易出现错误标识，使得从动态数据量中获取复杂的、非静态的特征量变得更加困难，进而造成易于丢失重要的生理信号趋势，甚至发生健康状态错误分类而频发错误警报。例如，ICU 中实用多通道 ECG、ABP、PPG 等信号对患者健康状态进行监测而存在大量的错误报警。这种错误报警给医务工作带来混乱，因噪声干扰使得医务人员和患者都对报警产生松懈或减缓响应时间，从而降低了工作效率和医疗决策质量。此外，利用医疗文献、专家数据库和感知的数据，依据与疗效相关的临床、病理及基因等特征，设计分类决策算法，快速、智能地提取和优化候选群体的决策方案，解释病理生理模型和推断假设，是大规模医疗数据融合和实时处理的另一挑战。如何在保证决策者与医疗信息系统之间的可信交互上实现分类优化决策，提供价值不均的时态数据挖掘算法并用生理病理模型检验成为医疗鲁棒决策研究的前沿性问题。

1.1　鲁棒性优化

系统鲁棒性能够在一定内部或外部参数摄动下，维持其原有的某些性能的特性。系统状态包括静态性能和动态性能。静态性能是指当系统内部各种因素、系统输入和外部干扰恒定不变时系统的状态特征，具体包括系统的稳定性、稳态误差、抗干扰性；动态性能是指当系统内部各种因素、系统输入或外部干扰发生变化时，系统由一种状态向另一种状态演变的过渡过程特征，包括响应的快速性等。这些静态性能和动态性能相互联系、相互影响，共同构成医疗决策系统鲁棒性。除了稳定性等分析，鲁棒性分析还与灵敏度分析相区别，常从属性的数量变化、目标函数的系数变化、约束条件的系数变化、多目标决策的优先因子变化等角度进行分析，常能获取转折概率等结论。鲁棒性决策模型面对数据的不确定，要求其决策变量的解继续有效。灵敏度分析是在静态模型的基础上，对参数变量的动态变化分析。而鲁棒性分析常在建立模型时就考虑到了不确定因素，包括模型本身的误差、参数误差和外部不确定性等，并表现出隐性、随机或不可控的特征。可见，鲁棒性分析涵盖灵敏度分析。在分类决策中，决策者所能获得的全部信息都是不确定的参数值，实际上是特定场合下的可信度，即为一种主观概率。

为解决模型的参数不确定性，Ben-tal 等人构建鲁棒优化模型，给出了标准型鲁棒优化目标函数的可行解。此外，Valiant 等人提出了鲁棒性逻辑的概念，应用于实例推理的证明过程。在国内，寿涌毅等使用鲁棒优化模型实现项目调度等决策。在证据推理中，证据焦元的基本信任指派会改变，其推理结果不发生质的变化，这种推理规则具有鲁棒性。Patel 等人研究了医疗决策中的心脏病急救鲁棒性决策。余海燕研究了基于证据链推理的鲁棒性分类及对心脏病诊断决策支持，对于不同水平的专家，从均衡准确度和证据链长度上评价了决策质量和效率改善效果，结果表明增强了分类决策鲁棒性。但是，已有的医疗决策鲁棒性研究主要是针对小规模的医疗数据样本，对于大规模医疗数据的鲁棒性研究尚存在空白。

（1）抗干扰能力

在知识不确定条件下，各种随机事件对系统过程会产生不同程度的干扰。干扰被认为是影响系统鲁棒性的一个重要根源。辨识系统中的干扰问题也成为复杂系统鲁棒性设计的前提。这里干扰被定义为系统组成、系统拓扑结构或系统运行环境根本假设的变化，此时鲁棒性能够测度这类系统特征的持续性。Dismukes 等人提出几种策略解决系统由于受到干扰而表现出来的脆弱性。Morrow 等人分析了医疗决策中专家由于多方面外部干扰等几方面造成的人为失误事故。Woloshynowych 等人指出复杂医疗决策系统干扰普遍存在，被称为"干扰驱动下的环境"，特别指出急救部门的干扰情况特别严重，医护人员由于记忆超负荷而引起信息丢失性干扰，是对医疗品质和效率的一个显著威胁。Laxmisan 等人从医疗急救过程中多任务间的信息损失角度，研究了在以单一医疗机构为对象的医疗决策系统中实现抗干扰的途径。为了解决复杂系统的抗干扰问题，一些学者建立了各种图模型和目标规划，如时空网络图模型、干扰恢复博弈树模型、基于 PERT 图的模型等，并使用相应的如精确算法、启发式算法和拍卖式算法等求解模型。医疗信息学者提出使用信息技术解决医疗部门间信息传递低效、异构、中断问题的有效性。此外，从复杂系统脆性理论角度把干扰冲击视为一种信号变量或信号函数，将干扰分为线性脉冲干预函数、纯阶跃型函数、增强扩展型冲击函数和衰退缩减型函数来描述干扰问题。但由于干扰问题的复杂性，干扰的度量和干扰事件的影响与评价方法是一个难题，其建模工作仍存在很大挑战。

复杂系统在应对许多应急与突发事件时，时间约束也增加了外部干扰对系统的影响复杂度，在医疗决策系统中，时间约束问题的影响尤为突出，会影响决策制定并决定着医疗质量。为此，Green 等人将管理科学用于研究急救系统中的时间约束问题的求解机理。对复杂系统中突发事件所面临的时间约束的系统干扰研究，聚焦于消除常规性干扰事件的策略和措施，但少有涉及以提高复杂系统容错能力与抗干扰能力为目标的时间约束下的干扰研究。

（2）容错能力

复杂决策系统中的信息表现出隐性的、随机的或不可控的特征而使得系统易于出现错误，系统容错能力可以在具体条件下一定程度地减轻或消除系统的脆弱性。Bagchi 等人应用分层错误检测技术提高复杂系统的容错能力并进行了实证分析。Kurant 等人研究了复杂系统的容错能力，发现多层系统比单一系统更脆弱。Vakili 等人研究了一项低成本进化型多处理机，并在复杂系统的容错能力上取得成功应用。龙志强等人设计了一种基于切换策略的主动容错控制器并应用于自动控制系统。邓谱等人建立了基于复制技术的复杂系统容错模型，提高了复杂系统的可靠性、安全性和实时性。由于医疗决策系统的信息具有不确定性和复杂性，使得医疗决策系统的容错能力成为影响系统鲁棒性的重要因素。医疗决策系统的容错能力包括解决人为的不可预知攻击及非人为的故障。Spear 等人指出由于医疗决策系统有大量认知活动参与，导致该系统正成为容错能力研究的重要领域。提升系统容错能力的方式包括建立层次式错误检测和错误处理的通用容错框架。然而，目前尚没有解决当环境在一定范围内变化时系统依然能够保持稳定的容错能力问题。

（3）信息冗余性

复杂系统信息冗余性与决策过程中信息的有效传递与共享、系统运行中各子系统间的相互关系、信息传递过程中的干扰、冗余度问题等相关。医疗决策系统的信息网络，其信息从分散的测量中获得估计，决策任务必定会需要在各医疗专家间交换信息，通过数字噪声渠道达到某种程度的精确性。复杂医疗决策系统中的不确定性知识增加了数据冗余度，使得系统推理效率不高。采用何种方式高效地消除数据冗余性引起了广泛关注，如将遗传算法用于优化案例特征来消除高维数据的属性冗余性，虽然提升了案例搜索速率，但易使在案例库处于无序状态下陷入局部最优而导致推理准确度下降。将神经网络用于消除案例推理相似匹配的冗余性，提升了匹配效率，但当神经元的全局最大值所表示的案例相似度比较低时，推理的准确度下降。将案例库划分成案例子库的方法克服了案例库检索的冗余性而提高了检索效率，但使得系统的推理灵敏度下降。这些传统的消除数据冗余性的方法在一定程度上提升了系统效率，但忽略了系统鲁棒性问题。

针对案例库的特征冗余问题，互信息判据方法可用来选择具有鲁棒性的特征集合，该过程能够提高推理的准确度，但因最近邻方法需要逐个节点地遍历整个数据库而使得效率较低。对于案例库的数学冗余性问题，在模式分类中使用基于互信息的距离测量改进最近邻匹配方法增强了该方法的灵敏度，但因数据冗余性而影响效率。如何在消除系统的数据冗余性的条件下使智能推理过程具有高效性和鲁棒性，在不降低准确度和灵敏度的条件下，推理出具有高效性和鲁棒性的决策，成为新的研究课题。

1.2　鲁棒性推理

（1）基于案例的推理（CBR）与基于规则的推理（RBR）模型

基于案例的推理（CBR）源于认知科学中记忆在人类推理活动中所扮

演的角色，美国耶鲁大学的 Roger Schank 研究了案例在人类解决问题和认知学习过程中的重要作用，并于 1982 年提出了 CBR 认知模型，并在法律、医疗、故障诊断等领域证明了 CBR 的有效性和实用性。CBR 的推理过程包含问题表示、案例检索、解传递、特征映射和调整非对应的解五步骤。

基于规则推理机制（RBR）把专家经验及知识转换成产生式规则（IF-THEN 形式），专家系统 MYCINS 是使用 RBR 最早的决策系统推理模型。RBR 推理过程包括问题识别、生成建议方案、建议评估和筛选及方案修改四步骤。郑大兵等人将 RBR 与人工神经网络技术进行了对比，并从数据和功能两个角度分析了集成策略。马振林使用树状数据结构规则知识组织起来建立专家系统的知识库，并将 RBR 推理应用于控制系统的故障诊断。Patel 等人指出 RBR 在未来的医疗决策系统中将会继续发挥重要作用。

由于比任何一个单纯的 CBR 或 RBR 方法具有更好的性能，CBR/RBR 融合推理方法成为复杂智能决策推理的新方向。从推论的可解释性角度分析，CBR 和 RBR 是具有较强解释能力的智能推理模式，其研究难点在于采用何种推理策略，克服由系统知识的不完全确定和推理的不完全可靠所带来的推理不准确性，并在该前提下实现有效的知识融合。Golding 等人率先使用案例相似度阈值（RBR/CBR-Hybrid 方法）解决规则奇异问题，对 CBR 和 RBR 分别进行推理，采用决策竞争（compelling）策略实现两者结果比较，是一种非融合推理策略。其后许多研究试图探讨 CBR 与 RBR 融合方式，典型类型包括 CBR/RBR 结合模式、CBR/RBR 混合模式及 CBR/RBR 集成模式等。首先，RBR 修改 CBR 的融合策略采取了先比较规则后匹配案例的规则优先方式，存在着由于案例知识没有被率先应用而造成的系统推理效率与准确性降低问题。在协同处理方式下，通过一个独立的应用控制规则的黑板框架模块，对 CBR/RBR 进行融合的方法，它仅提供一个启发式框架，而未给出清晰的融合判别规则及其推理细节。其次，使用调和模块的 CBR/RBR 融合推理方法因需要特殊领域的专家知识，因此在实际应用中受到人为因素影响较大。在基于规则的案例检索系统中，规则聚类法有效缩小检索空间，提高检索效率，但其结果可能非全局最优解。再次，Luengo 等人分析了 CBR 规则推理系统的行为与知识不确定的关系，结合所给出的关系构建融合策略，但并未从系统不确定性、准确性分析角度解决融合系统的脆弱性问题。这些方法虽然能够降低决策系统的脆弱性，但尚无法直接应用于具有异构多元不确定信息的 CBR 与RBR 融合问题。

（2）信息融合推理鲁棒性

Hillis 等人通过基于阈值方法探讨了复杂系统中多源信息在数据层融合的实体状态。Gulsoy 等人使用基于联合直框图的互信息的方法解决数据配准问题的信息融合。Zoppis 等人提供一种基于求解特征集合优化问题的互信息方法实现了多源数据的融合，并在临床数据融合方面进行了应用分析。在复杂决策系统中，Pandey 等人采用智能算法研究了信息融合的实体之间的实体特征和推理行为。

曼彻斯特大学杨剑波等人提出基于信念规则库（belief rule base,BRB）的推理及其衍生方法，实质是融合证据推理理论和可信度结构，对输入的推理知识有关的不确定性进行建模。Zhou 等人采用 BRB 方法，结合历史数据提出预测模型，分析了状态转移过程中的不确定性因素，对激活权重、规则权重和观测值的期望和方差等参数进行参数预测。另一类是麻省理工学院的 Rudin 等人使用贝叶斯列表随机提取可信度的规则，使用推理模型结论与真实结论之间来定义推理损失函数，进行排序优化决策，并将其用于心脏病诊断、序贯决策等方面。其他的研究，比如 Alcala-Fdez 等人使用模糊关联规则和隐性调节方法，对高维度数据进行分类推理。Vapnik 等人提出了支持向量机（SVM）的决策模型及推理方法，它是在统计学习理论的基础上，对线性分类器提出的一种设计最佳准则。其原理是从线性扩展到线性不可分，甚至将其扩展到非线性函数中。尽管这类方法具有较高的推理准确性，但缺乏可解释性。其结果及推理过程难以被一般的决策者或者对其他领域的决策者所快速理解，特别是一般的医疗诊断决策专家（掌握相关医疗领域知识）。这类方法难以说服领域决策者理解其推理过程，并难以提供相关的推理证据，以保证推论依据的可追溯性，甚至反馈给领域决策者进行分析和学习。先前的这些研究主要集中在多源异构数据融合中信息的不确定性、不精确性及其证据推理，如基于置信度规则的推理、登普斯特谢弗（D-S）证据融合等，而对多源数据表中异构性实体的推理、多粒度数据的推理等理论与实践相关研究较少。对于网络式的三级医疗框架上收集的医疗数据，其数据在多源异构传感器网络上感知数据的过程、在三级医疗框架中同级和不同级的数据传输过程、多粒度非结构化数据处理和融合的过程，以及为医疗决策专家提供诊断决策推荐的过程，都需要在一个信息融合的框架下进行知识推理，分析不同关联性知识对决策的影响。Lee D.等人研究了基于证据的激励系统，将其用于疾病治疗的医疗保险分析上，根据病历、医疗专家的治疗方案等详细地记载着患者治疗方案的执行日志与临床路径的实施过程，使用这些证据推理出患者的可能结果，可以找出最有成本效益的治疗方案与临床路径诊疗模式，为医生提供临床决策支持服务，同时也可用于评价医生实施的治疗方案或临床路径是否规范。

附2：元数据

元数据描述数据的产生，并随时间推移而演化的整个过程的信息，为数据提供了一个参考框架，用于让使用者更好地获取、使用和管理信息资源。元数据概念在不同的领域中略有不同，数据仓库之父比尔·恩门（Bill Inmon）对于元数据的定义是描述数据的数据。元数据与传统关系数据库的数据字典类似，描述所属数据集的物理组织、数据模型、表结构、用户权限等信息。但元数据的描述功能远不止这些，还包括了来自内外部的所有物理的和知识性的信息，如物理数据的格式、技术和业务规则、数据组成和约束及所使用的数据结构等方面。元数据分为技术元数据、业务元数据和过程元数据。

技术元数据：主要包括定义数据结构的元数据，如表、字段、数据类型、索引和关系引擎中的分区，以及数据库、维度、度量和数据挖掘模型。在数据清洗（extract-transform-load,ETL）过程中，技术元数据为特定任务定义了来源和目标、转换过程、相互之间的关联及映射等，甚至于对于数据模型和报表展现方面的信息也可以归于这一类。

业务元数据：利用不同用户可访问的形式从业务的角度描述了数据集的内容和用户。它向业务人员介绍了有什么样的数据、数据的来源、含义，以及该数据在数据仓库中和其他数据的关系和约束，令业务人员也能很好地理解数据的用途。这部分数据的组织也可能有不同的分组、层次甚至粒度。

过程元数据：是在数据资源和数据挖掘分析应用过程中用于任务事件度量的数据，描述了各种操作的执行状态和结果。在数据清洗（ETL）过程实施中，每个任务都会记录有关任务执行情况的关键数据，如任务开始时间、结束时间、执行共性状态、返回结果等，甚至在用户执行分析查询等相关操作时，也会有类似的元数据产生，是对系统进行性能监控和改进的重要参考。

元数据为最终用户和决策分析人员通过分析历史数据来探索新的业务决策提供了各种可能性，极大地方便了数据的存取、管理、定位，加深了业务人员和技术人员对数据的进一步了解。用户在进行数据分析时，利用元数据就可以预先知道有哪些数据，在何处可以获取到所需的数据，节省了大量对数据集合物理和逻辑结构的探索工作。

借助共享的元数据，每个系统能够访问有关数据存储位置及与其关联的业务规则和逻辑，保证每个用户能查看潜在更改带来的影响，包括元数据血缘分析、变更管理和数据审计等，以提供数据集成融合的可回溯能力。

元数据犹如数据集合的 DNA，描述了数据集中各要素的组成、结构、来源及彼此之间如何协作。采用元数据知识库进行存储是目前公认的元数据收集组织方式。其中，集中式元数据知识库（metadata repository）是当前元数据管理系统架构的研究热点，针对这种架构的应用实施也非常广泛，结合元数据驱动的方法，利用知识库架构来组织数据转换任务的信息。这里的知识库利用树形层次化结构来组织声明元数据（declaration metadata）和过程元数据（procedural metadata），前者记录了各异构数据源的数据模型信息，包括名称、表结构、数据域和类型等；而后者存储的是各类数据变化、转换的情况，帮助 ETL 工具完成转换任务。目前，根据元数据知识库在数据整合上的应用情况，继而引出了元数据仓库（metadata warehouse）的管理方式。不同于简单的元数据知识库，元数据仓库专注于解决在决策支持应用中对于"变化"的管理。

由于各厂商产品间元数据模型定义标准和元模型对象间的层次关系不一致，使得数据建模、存储、管理工具之间的元数据难以共享和交换。这种现象严重阻碍了元数据管理的广泛应用。因此，大量该领域专家和主流数据仓库厂商起草制定出了元数据建模和交换的标准——公共仓库元模型（common warehouse model,CWM）。CWM 通过一套元数据模型和对象访问应用程序接口（application program interface,API）来对元数据进行语法和语义上的描述，同时采用统一建模语言（unified modeling language,UML），建模技术和 XMI/XML 为元数据定义和交换的标准。在对象管理组（object management group,OMG）对于 CWM 规范的积极推动下，各大数据产品生产商也开始逐渐在数据库系统产品中实现对这一规范的支持，使得基于该规范的 ETL 技术的实现也有了广泛的研究。然而，由于 CWM 标准本身比较复杂，如果将元数据管理系统本身完全按照这个体系进行模型设计会加大系统的复杂性。因此，研究人员开始尝试针对具体应用的自身特点来对 CWM 进行适当的修改，如不重写原有系统的元数据模型，只利用适配器将用于交换的 CWM 元数据转换为系统内部的某种中间格式，随后将中间格式的文档流转换为存储库支持的数据格式，或者对元模型的关系层次进行裁剪，利用 XML 来实现类 CWM 式的元数据模型关系。

附3：本体

多年以来，我国医疗信息化建设工作在持续开展中，但是一直以来各医疗机构的信息系统相对封闭、医疗卫生数据不能实现互联互通。我国新医改方案提出要求建立实用共享的医药卫生信息系统，突出强调在区域内实现医疗卫生数据的互操作性的重要地位，因为医疗服务效率和生产力的提高都依赖于计算机之间的语义互操作性，在任何有需求的时刻和地方都能够传输信息、支持决策，减少不必要的重复，减少医疗时间的拖延并避免医疗过失。语义互操作性指的是两个或两个以上的系统或组件能够较好通信并且使用那些已经交换信息的能力。语义互操作性能够确保异构系统均采用同样的规范解析和处理数据，确保对医疗卫生数据能够无歧义地理解、解析和使用。区域内的医疗数据的语义检索和分析功能要求区域内的各接入医疗机构达到语义互操作性要求。

在医疗信息化的过程中，主要面临的问题是如何实现区域内异构医疗机构间医疗卫生数据互联互通，以及医疗卫生信息语义互操作，即两个或多个医疗机构间交换信息和对所交换信息进行使用的能力。医疗信息交换平台的建设，能够初步实现区域内医疗信息的语义互操作目标。医疗本体库的引入与应用有助于对各种信息进行安全的存储和有效的管理。医疗本体旨在明确医疗信息化领域的那些隐含在软件应用程序及企业机构和业务过程当中的知识，为解决医疗信息领域中的语义障碍所造成的互操作性问题提供了一个方向。

本体（ontology）最早是一个在哲学上使用的概念（也有一种说法是"本体论"）。从哲学的范畴来讲，本体是客观存在的一个系统的解释或说明，重点研究的是客观现实的抽象本质。后来这个概念为知识工程领域的学者所借用，在开发知识系统时被用来实现领域知识的获取。

在计算机科学与信息科学领域，明确本体的定义经历了一个过程。

1993 年，Gruber 给出了本体的一个最为流行的定义，即"本体是概念模型的明确的规范说明"。后来，Borst 在此基础上，给出了本体的另外一个定义："本体是共享概念模型的形式化规范说明"。Studer 等对上述两个定义进行了深入的研究，认为本体是共享概念模型的明确的形式化说明，包含 4 层含义：概念模型（conceptualization）、明确（explicit）、形式化（formal）和共享（share）。"概念模型"指通过抽象出客观世界的一些现象的相关概念得到的模型。概念模型所表现出的含义独立于具体的环境状态。"明确"指所使用的概念及使用这些概念的约束都有明确的定义。"形式化"指本体是计算机可读的，即能被计算机处理。"共享"指本体中体现的是共同认可的知识，反映的是相关领域中公认的概念集，即本体针对的是团体而非个体的共识。

本体库模型是通过本体描述语言进行形式化表示的。一个好的本体描述语言应该具有定义完善的语法和语义，能够有效支持规则推理，表达充分而且方便。目前已有的本体描述语言有近 30 种，常用的有 RDF、RDFS、OIL、DAML、OWL、KIF、SHOE、XOL、OCML、Ontolingua、CycL 和 Loom 等。可扩展置标语言（extensible markup language,XML）是一种机器可读文档的规范，描述了文档的数据布局和逻辑结构，使用可嵌套的标签来对文档的内容进行标记。XML 是一种采用标准化方法来定义其他语言的元语言，因为可以由用户自定义标签，并使用文档类型定义来规范自定义的标签和文档结构，故具有非常好的可拓展性，可以应用于多种文件格式。记录定义字段（record definition field,RDF）是一种描述和使用数据的方法，是关于数据的数据，即元数据。它为互联网上应用程序间交换机器能理解的信息互操作性提供了基础。RDF 模型位于 XML 层次之上，支持对元数据的语义描述和元数据之间的互操作性，同时支持基于推理的知识发现而非全文匹配检索。因此，RDF 为互联网中信息的表达和处理提供了语义化支持。网络本体语言（web ontology language,OWL）的运用能够使词汇表中的词条的含义和词条之间的关系清楚明了地表达出来。

语义网是源于对网络中的所有信息都被赋予了明确的含义，使得机器可以根据需求自动处理网络上的全部信息的一个设想。语义网使用 XML 定义定制标签格式，用 RDF 表达数据，同时更需要使用 OWL 来描述网络上文档内容中的术语的明确含义并确定它们之间的关系。

本体的知识推理能力由描述语言决定，不同层次的描述语言具有不同的推理能力，根据所采用的本体描述语言的特点，定义一系列语义规则，可以实现一定程度的知识推理。知识推理技术主要有 RDF 层推理、本体层推理和逻辑层推理，分别位于 3 个不同层次。RDF 层以三元组的形式表示资源，采用 RDF 蕴涵规则进行有限形式的推理；本体层在前者的基础上加入了传递性、对称性及属性的定义等更多的推理规则，实现了深度推理；逻辑层采用演绎、归纳和溯因 3 种形式，理论上具有更高的推理能力，是高层推理，但是尚未形成一个完整体系。

知识推理技术在医学领域具有广泛的应用场景。例如，基于临床的领域本体的知识推理可以用于辅助临床诊断，也可以将本体知识推理用于预测疾病传播的趋势，还可以通过生物医学本体库推理出基因与疾病之间的关系来辅助科研与临床。完善的医学知识描述和知识组织是这些应用场景的推理技术的基础，医学知识推理需要大量的语义技术的支撑。

医疗领域的信息资源不仅局限于文献资源的整合，还包括文献和数据之间的整合，以及数据与数据之间的整合。医疗信息资源的类型有医学文献、专利、会议论文、临床试验报告、病历、照片、影像资料和基因组数据等。如此繁多的数据类型决定了医疗信息资源的整合过程必然是不容易的。除此之外，不同的系统获取资源的途径不同，存储方式不同，采用不同的术语规范及搜索策略，返回不同的结果形式等同样构成了当前异构的医疗信息资源整合的困难与障碍。

本体技术为医疗信息资源的整合提供了有力的支持，以元数据、本体为核心的资源整合成为一个主要的方向。本体可以作为上层概念模型对资源进行整合。通常基于本体的整合策略是首先构建和维护特定领域的本体，然后将不同来源的信息映射到这个领域本体，并计算两个来源不同的整合对象之间的相似度和差异度，从而决定在什么粒度上整合这些资源。本体通常采用 RDF 或 OWL 语言进行描述，RDF 或 OWL 描述的数据模型可以有效地支持不同来源数据、信息和概念的集成。

在对医疗本体库进行内部数据结构设计时，首先考虑能否通过对现有知识库、数据元标准进行复用来定义基础概念与概念集。这样可以有效地降低实现难度和工作量，保证发展进度。现有的医疗本体知识库多是由医学领域专家针对医学科研用途来对本领域内的本体元、层级结构和医学逻辑关系进行限定和开发的，其使用对象和科研目的相对单一，基本不具备通用性和适用性，而且开发成本大、适用范围较差。因此，医疗本体库的开发可以考虑复用已有的医疗信息数据元及其标准。然而事实上，每个医疗机构采用的医疗信息数据元及其标准彼此之间存在较大差异，而且不可以通用，故采取其中任何一种标准都不能满足区域数据元语义互操作性的要求。具有全国范围内普适性的《卫生信息数据元目录》基本涵盖了目前医疗卫生服务中所产生的所有医疗信息数据，包括了规范化的定义与标识，在一定程度上具备比一般数据标准更高的语义互操作性。

通过可复用的数据元标准，可以获取医疗本体库的基本本体概念元，但仍需要解决本体层级结构和逻辑关系等问题。本体库可以采用树形的父子类分层结构作为最基本的层级结构，同时参照其他文档规范对本体添加逻辑分类，保障在数据库检索和采集数据时的完整性。本体之间的其他逻辑关系可以参考对应医学病理学原理进行设定。

由于各自学科领域和具体工程的不同，构建本体的方法也是各不相同的，目前尚没有一套标准的本体构建方法，但是构造本体时必须遵守一些原则。

万维网联盟（World Wide Web Consortium,W3C）对前人提出的本体建设原则进行了改进，提出了 5 条推荐标准。本体的构建应遵循以下原则：①清晰本体必须有效地说明所定义术语的意思，定义应该是客观的，与背景独立的，当定义以一阶逻辑公理表达时，它应该是形式化的，定义应该尽可能地完整，所有定义应该用自然语言加以说明。②一致本体应该是一致的，也就是说，它应该支持与其定义相一致的推理，它所定义的公理及用自然语言进行说明的文档都应该是具有一致性。③可扩展性本体应该为可预料到的任务提供概念基础，它应该可以支持在已有概念基础上定义新的术语，以满足特殊的需求，而无须修改已有的概念定义。④编码偏好程度最小概念的描述不应该依赖于某一种特殊的符号层表示方法，因为实际系统可能采用不同的知识表示方法。⑤约束最小本体约束应该最小，只要能够满足特定的知识共享需求即可，这可以通过定义约束最弱的公理及只定义通信所需的词汇来保证。

根据 5 条本体构建原则，并结合基于本体的知识构建系统的需要，可以按照以下 7 个步骤构建医疗本体。

第一步，列出领域内的重要术语：对各个医学系统的数据源进行数据结构、数据语义的分析，列出一份医疗领域所有术语的清单。清单中的术语是需要解释给用户的。这份清单的要求是要囊括医疗领域的全部术语，暂时先不考虑概念间会有属性及表达上的重复。接下来确定领域的概念的同时，还有两个重要步骤是完善等级体系和定义概念属性，是两个密不可分、相互交织的步骤。两者必须同时进行。这两个步骤在本体的设计进程中最为重要。

第二步，定义领域的概念：将列出的术语清单中的术语分成若干组，使得语义接近的聚在一起，同时标注这些术语是概念类、属性类还是实例类。

第三步，定义概念的层次：建立概念的层次体系有很多种方法，主要的是自顶向下法、自底向上法和中间扩展法：①自顶向下法的主要思想是先由领域专家根据领域知识建立一个顶层的领域本体，然后以此领域本体为基础，从领域中提取其他概念及概念间的关系，并且将这些概念和概念间的关系依次添加到领域本体的相应概念下面。此过程不断循环，最后形成一个比较完善的本体。②自底向上方法的主要思想是由已有的小规模本体，通过计算概念相似度的方式，进行本体之间的合成，依次进行，最终由多个小规模本体合成为一个大规模的本体。③中间扩展法的主要思想是先由领域专家根据领域分析，从领域中获取部分概念和关系，建立一个本体雏形，然后从这个本体雏形开始，将领域中的其他概念不断扩充到该本体雏形中。其扩充方式可以向上扩展，也可以向下扩展，直至最后构建出比较完善的本体模型。本体库开发时采用哪种方法主要依赖于开发者对需求专业领域的理解程度。如果开发者对该专业领域具有一套自上而下的系统的认识，那么采用自顶向下的方法就会很有帮助。由于"中层概念"在领域的概念中应该更具代表性，故中间扩展法对许多本体的开发者而言最便捷。如果想要收集到更多的更广泛的实例，那么自底向上的方法更加适合。无论选择哪种方法，都要从"类"的定义开始。

第四步，确定概念之间的关系：领域本体是对领域内的概念的一种形式化描述，需要一方面考虑概念的语义，另一方面要考虑概念之间存在的关系。从语义上分析，实例表示的就是对象，而概念表示的则是对象的集合，关系对应于对象元组的集合。概念的定义一般采用框架结构，包括概念的名称、与其他概念之间的关系的集合，以及自然语言对该概念的描述。在医疗本体库会用到的关系主要有继承关系、部分与整体关系、某个概念是另一个概念的属性，以及同义关系等。

第五步，本体编码选择合适的语言表达概念和术语。

第六步，评估：根据需求描述、能力询问等对本体及软件环境、相关文档进行评价。

第七步，本体的建立：对所有本体按第六步中的标准进行检验，符合要求的以文件的形式存放，否则转回第二步，如此循环往复，直至对所有步骤的检验结果均达到要求为止。

医疗本体库的构建应该着眼于异构、多样化的医学信息数据源之间的数据整合，开发规范的领域知识本体，解决语义异构问题，达到知识重用及信息互连的目的。

在本体开发过程中，首先要深入了解各种类型的数据源结构，熟悉相关医疗流程和临床知识，参考医生、研究人员、医疗专家和医疗机构已经实际应用的医疗方案、国内外发表的相关文献及医疗表单规范、语义网关联开放数据源中已有的国内外医疗相关数据等。其次要对医疗的流程结构和内容进行分析，明确诊疗环节中异构系统间的信息要素与要素之间的联系，并根据这些信息要素，完善医疗领域本体之间的关系，利用现有的本体开发工具对医疗本体进行映射匹配，构成规范的完整的医疗本体库。

在区域医疗信息化建设中推行语义网技术必须要依赖于医疗信息本体库的构建，在医疗本体库的基础上实现医疗信息领域的语义推导和语义检索功能，使得医疗领域的计算机信息系统在数据交换时更好地理解数据中承载的术语和概念，理解其内容所代表的意义，从而提高对区域内的医疗信息数据的合理利用和数据挖掘开发。医疗本体库的开发能够将区域内底层的医疗卫生信息数据通过映射，使之具备一定的语义逻辑，满足语义网的应用要求。

语义网技术与普通检索、数据管理技术的区别主要在于语义标注技术的应用。这使得区域内医疗卫生数据能够同时被医疗人员和计算机所理解，完成医疗信息的自然语言解析和检索功能。这项功能的实现使得一些需要通过长期数据统计工作和长时间跨度观察的慢性病、传染病的病理研究成为可能，大大地减轻了医疗卫生工作人员的工作负担，并提高了数据统计的准确率和完整性。同时，针对医嘱和病历的自然语言解析功能能够有效地帮助医生提高业务水平，减少和避免医疗事故，提高就医质量，实现新医改中提出的解决患者看病难、费用高、就诊质量得不到保障等问题的目标。

语义技术应用于医疗信息领域归纳起来还有以下几项好处：①提高诊疗准确度。由于语义互操作的实现，病患症状、实时体征、诊断结果与病患病史记录之间能够实现实时交叉检查，从而帮助医生提高诊疗准确度。

②促进构建更多更具交换性的医疗信息系统。同时，本体能够满足医疗过程中，患者信息共享、重用的需求，不仅提高了治疗效率，也大大节约了医疗成本。③构建满足不同需求（如统计或实时纠错）的语义规则，基于规则的各项应用，将更加便于日常使用。④从知识的层面，促进知识或数据的融合，进而帮助医疗人员发现更多新知识。

第三章　中医药领域的大数据

大数据有着丰富的内涵和价值性规律信息，能够应用到各行业。在科学研究领域，整体数据分析科学是继实验科学、理论科学和计算科学之后的第四科学时代。与其他学科不同的是，中医药领域一直在大数据的影响下发展。怎样应用大数据总结中医药诊疗的经验性，使之成为有证可循的"精准医学"，是目前急需研究的问题。

3.1　中医药大数据研究的契机

中医学（traditional chinese medicine,TCM）是中国的传统医学，具有几千年的历史，是人文科学及自然科学中的多种学科的融合体，其理论模式是在古典自然哲学"整体观和辨证论治"的基础上发展起来的，在科学迅速发展的今天仍被世人所瞩目，并不是因为其具有先进的科学理论，恰恰相反，中医学因其古老而深奥的哲学思想而备受世人瞩目。然而，在科学技术日新月异的今天，传统医学的科学性越来越受到人们的质疑。这是由于中医的个性化诊疗，以个体为研究对象，缺少科学普适性造成的。

中国中医科学院首席研究员刘保延指出：中医药学能够发展2000多年长盛不衰，是因为有确实的疗效。大家对于中医药的怀疑关键在于中医疗效证据缺少科学数据的支撑。如果能够把中医药学所有的诊疗过程数据化，把中医诊疗的结果数据化，把中医与患者的沟通过程数据化，中医就真正成为以大数据支撑的令人信服的学科了。

中医现代化的科学内涵是一个很广泛的概念，指在保持中医自身主体、特色和优势的基础上，建立系统完整的科学方法体系，将整个中医学从理论到实践都纳入现代科学整体发展轨道，并运用现代科学方法对中医学理论进行合理解构和重建，通过多学科向中医学的渗透，形成新兴的综合性学科，依靠现代科技的不断发展促进中医学向更趋系统化、客观化、科学化、国际化方向发展。中医现代化是一个持续发展的实践过程，要求以现代科学思想为指导，以中医学为研究对象，结合中医学固有的理论体系，全方位、多学科地吸取一切现代科学的理论、方法和技术作为自身的养料，使其学术理论和临证实践具备现代科学的特征。其最终目标绝非实现中西医全面结合，中西医结合只能成为推动中医现代化进程的一股巨大力量，西医学只是实现这一过程可借鉴和可吸收的学科，其不可能取代中医学。

2000 多年前，张仲景并没有像现代医学研究那样进行这么多的实验，但是他写出了《伤寒论》。他在序言中说自己是"勤求古训，博采众方"，其实就是把大家已经积累的经验数据化了，在里面抽取有关中医防治伤寒病的方法。《伤寒论》至今还在应用，对整个中医学界的影响是不可估量的。

大数据时代的到来，引起人们思维的变革是多方面的，最主要有三个方面：一是从随机小样本向全样本转变，二是从精确性向混杂性转变，三是从因果关系向相关关系转变。也就是说，在小数据时代简单范式下，人们往往会将各种复杂事物简单化、静止化，通过精确的抽样小样本，追求因果关系，回答"为什么"。在大数据时代复杂范式下，人们借助各种信息手段，往往会在复杂事物的过程中，通过混杂的全样本信息，首先探求相关关系，用大数据来回答"是什么"。而且往往依据"是什么"就可以帮助解决非常多的临床和生活问题。如大家熟悉的来自2000多年前《伤寒论》中的"白虎汤""麻杏石甘汤"等古代经典名方，临床使用只要方证对应，相关关系明确，常常可以救治危重大病。尽管到目前为止，研究其物质基础的不少，但其复杂关系中的"因果关系"却始终没能阐明，然而丝毫不影响其临床的使用。大数据时代思维变革，将会使人们从追求因果关系的渴求当中解脱出来，开始寻找复杂数据中的相关关系，用新的视角来看待世界、看待工作、看待生活。

3.2 大数据与中医药的共同性

3.2.1 全局性与整体观念

在"大数据"时代，中医药数据在数量上无法达到 petabyte、exabyte 或 zetabyte（计算机储存单位）级别，但具有"所有数据"的鲜明特征。中医整体观是对人本身的完整性及人与自然、社会环境的统一性认识，提出人体是一个由多层次结构组成的有机整体。在临证时，首先是从整体观念的角度探索目标对象的内外部之间的关系、结构和功能。《黄帝内经》言"谨察阴阳所在而调之，以平为期"，即从调节机体阴阳入手，达到整体平衡。另外，现代中医诊疗数据具备"全数据"的特点，即收集四诊信息，再结合理化检查结果，获得对疾病客观情况的整体认识。大数据中的信息混杂，经过数据挖掘才具有利用的价值。随着云计算等新一代信息技术的应用，大数据可以对复杂的数据处理，相对于传统的随机取样方法，大数据是把全体数据作为分析的对象。正如舍恩伯格在《大数据时代》中所提到的观念转变：不使用传统的随机分析法（抽样调查），是对全体数据进行分析处理。

3.2.2 相关联性与辨证论治

辨证是指辨病、证和症之间的相关关系；论治是利用辨证的结果，确定相应的治疗准则和措施，并且可以验证辨证的准确性，即辨证论治是辨证、论治及其两者之间紧密相关联性的思维过程。统计学中数据的相关联性，是指两个或两个以上变量的数值之间存在特定的规律。"相关分析"是找出数据集里隐藏的关联网，相关性可用支持度、可信度、兴趣度等参数反映。大数据构成了数量体大、结构复杂、类型繁多并存在某种规律的数据集。中医药学是历代医家的总结经验，是发现关联规律，不断传承、创新的医学。所以，医家的辨证论治会产生大量隐匿数据，诸如诊疗思维和个人体会等。传统的数据研究方法无法对这些隐匿的、特殊的联系及规律进行有效处理，而大数据对整体数据进行挖掘分析，客观化主观世界，将模糊数据中反映的关联信息呈现出来，结合病理生理等方面证明数据之间的相关关系，避免错误的判断导致患者死亡。

3.2.3　数据繁多与中医药多样性

人们在不断与疾病斗争的过程中，编撰了大量的医药古籍。例如，西汉时期的《黄帝内经》载200多种内科疾病，从病因、病机、治则、转归、传变及预后等方面加以论述；隋唐成书的《诸病源候论》载内科症状784条、证候1739论，对"病源学"和"证候学"进行了精细、准确的分类与描述；《普济方》载方61739首，是我国现存古籍中载方量最多的书籍。

中医药的发展史体现出了数据量大、种类繁多的特点。由于过去社会环境等原因，中医药的数据没有完成很好的整理、归类、分析。在大数据下，数据管理的范围可以扩大，包括从不同来源收集、集成、组织、注释和发布数据的过程，以跟踪数据的来源，这些活动与数据质量的维护和元数据管理密切相关。信息化中数据是从某个零散的单一体，于多元化的时间层与空间层不断地云集，发展到海量的、集成体的，其获取有价值的数据信息的渠道也具多样性。

3.3　中医药大数据的研究方法

大数据研究主要体现在大数据分析方面。大数据分析是挖掘数据价值和规律的关键，利用数据价值和规律能更好地解释现实、推测未来，实现有利的决策。大数据分析是多学科之间的协做分析，由数据挖掘专家、数据分析专家和行业专家或者同时掌握这些技能的专家完成。

3.3.1　数据挖掘

目前数据挖掘方法有统计学、数据库、神经网络和机器学习等。统计学方法可分为回归分析、判别分析、聚类分析、探索性分析和主成分分析等。数据库方法有联机事务处理和联机分析处理技术等。神经网络方法分为反馈网络和前向网络等。机器学习算法主要有贝叶斯网络、粗糙集理论、集成学习、决策树、k近邻方法、半监督学习、聚类、概率图模型等。其中集成学习、半监督学习和概率图模型等技术在中医药大数据研究中更为重要。近年来科学界对云计算、网络爬虫、复杂网络等新型算法颇为关注。

3.3.2　数据分析

为解释相关疑问或发现新观点，数据分析归纳为描述性、探索性、验证性和指令性四种。通过分析数值的范围，从告知近期发生的事件，到预测将来发生的事情，最后给予合理的意见或建议等。

目前中医药大数据研究主要应用传统的分析方法，因为数据分析是基于统计分析的，如时间序列分析和关联规则分析等，可以应用传统统计学中的统计模型和统计软件分析大数据。常见的统计模型有 Logistic 回归、门限自回归、生存分析、描述性分析等，如通过 Logistic 回归分析中医体质类型等危险因素在慢性功能性便秘中的关系。常见统计软件有MATLAB、SAS、SPSS、Minitab、Excel 等，如使用 SPSS 对中医治疗湿热型强直性脊柱炎的临床数据分析。还可以使用大数据分析主流计算引擎如 Hadoop、Spark 及 Storm 等，如基于 Hadoop 技术对中医舌诊大数据进行采集、分析、转换等。

数据分析中，仅依靠挖掘数据和寻找规律不足以证明结果具有科学性，应考虑测量误差和其他偏倚情况。有研究认为，大数据可能会产生假性相关关系：数据在随机集成的过程中会显示某些规律；笼统地分析庞大的数据，可能得到辐射于各个方向的各种联系，故存在一定的局限性。数据分析的关键方面仍然是政策或方针的设计，即在数据的引导过程中是科学性的。尤其在中医药方面，需经过切入实际的调研，合理性收集待解决的问题，运用合适的分析方法和工具，由中医药专长者客观性地控制数据范围和分析方向并不断模拟和验证，获得有价值数据。

3.4　中医药大数据资源

3.4.1　中医古籍

中医古籍是中华民族几千年来防病治病宝贵经验的结晶，是中华民族的优秀文化遗产。中医药古籍文献中所收载的理法方药、养生保健知识取之不尽、用之不竭，具有极高的实用价值。以数字化手段对中医古籍进行处理，既可以使中医古籍的原图原貌永久保存，又可以通过数据库和网络广泛利用，避免阅读原书对古籍造成的损伤。文献数字化的实现把中医文献自然文本的信息资源集合成虚拟的数字文献信息资源，形成有限的信息空间，实现真正意义的信息共享，从而解决了长期以来中医学科研、临床工作中，资料的收集、分类、加工、检索、统计和推理等皓首穷经的原则和研究方法。

以往的研究方式已不能适应现代社会人们对信息获取的要求，古籍文献学习、利用难，已成为影响中医发展的一个制约因素，必须借助当代信息与计算机科学技术解决此问题。因此，中医古籍数字化是中医古籍保护和利用的理想方式。目前，我国基本上实现了综合性古籍、专题古籍、单本专籍的数字化及图书馆馆藏古籍资源的数字化。

3.4.2　诊断数据

以整体观为核心的中医学，在长期的临床实践中逐渐形成了其独特的诊疗体系。四诊合参是中医诊断疾病的重要原则之一。患者有明显症状但西医化验指标无异常的临床现象并不少见，西医常称之为"某某综合征"

而无特别有效的治疗方法；而有经验的中医通过望、闻、问、切四诊全面收集患者信息，达到以表知里，继而在中医学理论指导下对患者进行辨证分型，完全可以给予一个肯定的病证诊断，采取针对性治疗。但这种四诊信息的采集途径通常是通过医师的感觉器官，信息的处理和整合极大程度上依赖医生个人的知识和经验。医生的水平和能力高低直接影响了诊疗结果分析和中医处方的准确性。医生通过四诊仪器获取诊断信息，这个四诊客观化的过程改变了传统中医诊断过程"主体（医生）—客体（患者）"的"二项式"认识关系，变为"主体—工具（四诊仪）—客体"的"三项式"认识关系，其意义是重大的。有效借助现代物理学、数学和生物学的新方法、新技术，尽可能全面、客观地采集相关信息，同时将采集的众多信息进行分析，提取出可以量化的依据，促进中医诊断的量化和标准化。

望诊在四诊中最为重要，望诊仪器的开发可借带冷光源的高分辨实时摄像设备，能自动或控制完成图像摄取和调焦、颜色校正等，可根据需要获取舌诊、面部等图像，数据处理方面主要有边缘分割、纹理分析、色彩分析，如对舌色、苔色、舌苔厚度、裂纹、齿痕等舌象指标进行定量分析和分类描述，自动完成舌诊的识别，还可加入红外热像仪获取体表的温度，把望诊拓展到不可见的"红外线"范围；为了方便远程诊断，应具有视频图像传输功能，可实时在线方式远程获取望诊的视频图像和数据。

闻诊仪器的开发包括两部分。听声音是利用话筒和声音传感器将人体生理声音转换成电信号，通过模数转换将声音记录下来，将录制的声音做成声纹图，然后找出声纹特征与已建立的中医病证对应的"声纹库"进行比较，为疾病诊断提供依据。嗅气味是采用人工电子鼻技术，是将不同气敏传感元集成起来，利用各种敏感元对不同气体的交叉敏感效应，采用神经网络模式识别等先进数据处理技术，对混合气体的各种组分同时监测，得到混合气体的组成信息，可对患者散发出的气味进行检验，如人体的口气、汗气、病室气味等，据此可辨脏腑气血的寒热虚实及邪气之所在。

问诊仪器就是一个完成人机对话的过程，通过患者与医生的信息交流从复杂的临床资料中获取针对性的信息，特别是一些仪器诊断无法确定和患者的一些自觉症状，通过问诊来确定证候、性质，并使之系统量化。处理过程主要采用一些人工智能的推理方法，如应用人工神经网络具有大规模的并行处理和分布式的信息存储，以及自适应的学习功能和联想、纠错功能等，对中医证候的特征值进行数据挖掘，提高了证候诊断的准确率。整个问诊的实现可通过一个仪器的人机对话、医生工作站、电子病历等来完成。

切诊仪器的开发的关键在于统一仪器的标准，如在重复性、稳定性、灵敏度、频响特性等方面提出统一的标准，其中关键技术在于传感系统和机械系统，要有精密的控制系统，能自动完成整个切诊过程，达到脉象的准确检测与切诊的灵活控制。它的开发类似机械手，能按照中医切诊要求和指令来完成各种动作，如按法、指法、位置等。要求稳定性好，重复性强。能排除各种影响因素，真实地反映受诊者的脉象，对检测到的信号进行加工处理，并不失真地将数据传送或保存。

3.4.3　医案数据

随着中医药现代化研究的深入，对中医药信息的需求也越来越迫切。长达几千年的中医药发展历史积累了海量的医案文献，采用人工查找信息的方法早已不能适应快节奏的要求，而使用数据库技术对中医医案信息进行存储、查找、分析和挖掘成为利用信息的重要手段。

中医医案一直是中医药探寻者们热衷研究的对象，相继出现了很多对中医医案总结归纳、统计分析的文本形式，对中医药的发展起到了巨大的推动作用。但时代在进步，中医药相关研究也应与时俱进。如何将大数据及数据挖掘技术与中医医案的研究结合起来，需要充分运用循证医学的理念。

循证医学（evidence based medicine,EBM）是指基于最好的证据，兼顾经济效益和价值取向，进行医学实践的科学。另外，基于医学实践有针对个人和集体的不同，EBM 又有狭义和广义之分。EBM 是在强调医疗卫生资源的合理配置利用、医疗模式的转变等 21 世纪面临多种临床挑战的情况下应运而生的。EBM 强调的是任何决策和实践都有据可依，这里的"据"就是证据，而且要考察证据的质量，证据要具有广泛的适用性。从某种意义上来讲，中医医案就是中医在临床决策或研究时所参考的证据，但从 EBM 角度而言又不能把传统的中医医案称为证据，因为其内容过于混杂、不规范，且个体性太强，没有广泛的适用性。没有了证据，EBM 就无从谈起。因此，将传统的中医医案通过现代化的手段建成完整的证据体系是中医药研究走上 EBM 之路的必经过程。

3.5　中医药大数据应用的发展前景

数据挖掘技术在中医药研究方面应用较为广泛，利用该技术可研究中医证候规律，规范中医四诊，总结临床各医家的辨证规律，使诊断更具客观性、规范性。且该技术也可挖掘分析方剂中的配伍规律，方、病、证的关系，中医的临床用药规律及学术思想等，为今后临床诊治疾病奠定了一定的基础。同时，该技术在中药药性与成分、功效之间的关系、中药图谱表达特征研究方面也有一定的应用，其使药性的研究更简便、准确，药物图谱表达的信息更多维全面，为今后新药的开发、医学科研提供了一定参考。此外，数据挖掘技术在针灸取穴规律方面的运用也日益广泛，从而使针灸更好地服务于临床。

目前，数据挖掘技术还未被全面接受和应用，需要培养高技术的中医药人才来扩宽该技术在中医药领域的应用。未来，可将数据挖掘技术渗入到中医药信息学方面，也可将数据挖掘技术与中药药理相结合，为今后新药的开发奠定基础。建立中医诊断、方剂、中药或针灸的研究模型等，提高数据挖掘技术的针对性和实用性，使中医药数据更加信息化、现代化，从而为今后中医药的发展带来新机遇。

第四章　中医药大数据应用举例

4.1　中医诊断

中医诊断所收集的临床数据既复杂又无序，易受各种主观因素（认知水平、思维方式、研究方法等）影响，故缺乏系统又规范地总结与分析。目前数据挖掘技术在中医证候、中医四诊等方面应用较为广泛，其可规范中医诊断，使中医诊断更为准确、客观。

4.1.1　中医证候研究

中医证候是运用中医望、闻、问、切四诊采集临床资料，结合中医基础理论，对疾病进行分析、认识疾病的病理状态。中医证候欠缺规范。而运用数据挖掘技术对中医证候进行分析，总结疾病证候要素的分布特点、明确证候分类方法、研究疾病的证候学规律，可规范、量化证候诊断。

例如：通过收集感染性腹泻中医证治文献、医案，运用聚类分析的方法对感染性腹泻的证候分布特点进行分析，结果发现在不同时间点感染性腹泻呈不同的证候要素，为该病的中医诊治提供了一定参考。运用频数统计、关联规则等数据挖掘技术对气虚证的特征谱（包括其影响因素、临床表现等）进行探究发现，数据挖掘技术对规范临床诊断具有一定的指导。运用频数和构成比分析不同年龄 2 型糖尿病患者的中医证候分布特点，结果发现 2 型糖尿病患者的中医证候以气阴两虚夹瘀证最多见，其中 0 ～ 40 岁以气阴两虚证居多，40 岁后以气阴两虚夹瘀证为主。有研究收集了 142 例急性脑卒中患者临床数据，运用关联规则、聚类算法等对其证候规律进行分析，不仅明确了脑卒中先兆临床表征的频次及症状间关联规律，还总结了脑卒中先兆发病的证候规律。因此，数据挖掘技术不仅可以分类识别不同的证候规律，证候与疾病、症状间的关系，还在中医证候模型、证候诊断标准方面也有一定的研究。

4.1.2　中医四诊研究

中医四诊是中医诊断的基础，如脉诊、舌诊常带有医者的主观意识，其结果会有所偏差，而使用数据挖掘技术可以克服传统诊断方法的不足，提高中医舌象、脉象的准确率，促进脉象、舌象辨识的信息化。

例如：在研究中利用脉搏波动图谱所获得的特征参数构建神经网络，选取一定数量的特征参数作为人工神经网络系统的输入值，对应神经网络的输入节点，以具体脉名为输出节点，取得了较满意的效果，其识别准确率为 70%，从而促进了脉象辨识的信息化。以"寒湿证"和"湿热证"两种舌象信息为标本，运用 snake 模型对这两种证型的舌象进行检测与对比，结果发现此模型对舌象检测效果极佳，其可使舌象诊断趋于客观化。运用数据挖掘方法探究 2 型糖尿病患者的舌象，并运用复杂网络 Liquorice 软件及点式互信息法计算舌象与中药的相关性，总结了不同舌象关联频次前十的中药，为临床诊治糖尿病提供了帮助。可见，运用数据挖掘技术对中医舌象、脉象进行研究，不仅可以提高舌诊、脉诊的准确率，还可以指导临床诊断及用药。

4.2　中医方剂

中医方剂是理法方药的数据集合，有其独特的配伍规律及方证关系。方剂中药物的剂量、药味的随症加减也有一定规范，但因涉及的数据庞大，靠传统研究方法很难对其进行全面又系统的分析，而运用数据挖掘技术对中医方剂的数据信息进行分析，挖掘出常用药物及高频药对，总结其配伍规律，不仅为新处方的研究奠定基础，也为临床疾病诊治提供一定帮助。

4.2.1 方剂配伍研究

方剂配伍规律是不同中药遵循特定配伍原则的有效结合，其中药物的配伍选择、药物剂量的加减、君臣佐使的组方关系等均会影响临床疗效，而通过数据挖掘技术分析各临床方剂的配伍特点、核心处方等，可使方剂的应用更科学、更全面。

例如：在方剂配伍的研究中，运用关联规则、改进的互信息算法、复杂系统熵聚类等方法对慢性心力衰竭气虚血瘀证的处方进行分析，总结出了高频度的中草药及核心方剂，为临床治疗慢性心力衰竭各种伴随症状提供了参考。运用频数分析和关联原则方法对催乳复方的配伍规律进行研究，分析了催乳复方配伍的特点，挖掘治疗产后缺乳的整体用药规律和核心处方。运用贝叶斯方法和关联规则对治疗史蒂文斯 – 约翰逊综合征处方中的药物进行分析，总结了其中最可能有效的药，为治疗该病的新药研究奠定了基础。使用中医传承辅助平台软件对中医治疗神经根型颈椎病的处方进行关联规则分析、药物频次统计等发现，治疗神经根型颈椎病各药物的用药频次、常用药对及新处方，对临床治疗该病具有一定的指导意义。有研究对 212 个中医治疗肾脏病的相关处方利用优化算法进行数据分析，有效分析了不同肾脏疾病相关处方药物剂量的参考值，最大限度地提高处方的药效和尽量减少药物不良反应，从而为临床医师合理用药提供参考。

4.2.2 方、病、证的关系研究

不同方剂有其所对应的证候、所适应的症状、临床治疗的高频疾病，因此，实现方、病、证的有效结合，是临床诊疗的基础。

例如：通过中医处方智能分析系统对《伤寒论》中的方剂进行量化表达，总结出了方剂的气、味、归经及方证间的关系等。根据对 40 例失眠

患者的临床表现及方剂进行关联分析，总结出了 12 种证候、药物关联规则，如"口渴、稀便—茯苓""口渴、稀便—白术"等，由此认为关联规则法是分析中医方证关系的有效算法。整理散见于古今医案专著、临床经验专著及期刊中的 2000 多例小柴胡汤医案，运用频数分析的方法对小柴胡汤的临床病症规律进行挖掘分析，推测出小柴胡汤所治的四大主要症状（往来寒热、胸胁苦满、不欲饮食、心烦喜呕）、高频疾病（感冒、咳嗽等）及主要证候（少阳证），实现了方、病、证之间的有效结合，从而可更好地诊治疾病。有研究对五苓散治疗的 100 多则医案进行挖掘分析，总结出该方治疗以"蓄水证"为主，高频疾病以水肿、泄泻、癃闭多见，实现了方、病、证的有效关联，从而为临床合理运用五苓散诊治疾病提供参考。

方剂是中医药的重要组成部分，是人类防治疾病的重要手段。通过数据挖掘技术可以解决方剂配伍关系，方、病、证关系等不同方面的问题，使其更好地运用于临床。

4.3　中药学

4.3.1　中药药性研究

中药药性体系庞大且复杂，其研究多倾向于文献和实验研究。当代学者通过搜集考证文献、经典书籍，并整理分析文献中的药性研究成果，进一步发掘和完善中药药性体系，但文献研究的方法耗时、耗费人力，研究成果具有主观性，需进一步完善；同时，研究者也可对药性开展实验研究，但得到的实验数据时有偏差，而引入数据挖掘技术研究中药药性可减少损耗，提高准确性和研究价值。

例如：有运用关联原则及频数分析的方法对植物类的中药进行研究，发现了其药性、功效及靶点之间有关联性，为中药进一步开发奠定了基础。有研究以 90 味利水功效的中药为研究对象，通过数据挖掘技术总结了该类药物利水的药性与药物有效成分之间的关系，为中药药理研究提供了理论依据。有研究运用频数分析及变量交叉等数据挖掘方法对有挥发油透皮促成作用的中药进行挖掘分析，揭示了中药四气五味与中药挥发油的透皮促渗作用具有一定关联，对今后研究中药挥发油透皮促渗剂具指导意义。

中药药性研究是一项复杂的工程，引入数据挖掘技术可发现药性与功效之间的关联，提高研究的准确性，减少研究的损耗。

4.3.2　中药图谱研究

中药图谱非常复杂，传统图谱的研究缺乏多角度、全方位的特性，而数据挖掘技术，可以凸显出中药材指纹图谱的多维多息特征，可以从不同角度展示中药材的特征。

例如：有研究建立了黄芪药材的反相高效液相指纹图谱共有模型，通过聚类分析方法评定不同产地黄芪中化学物质的含量特点，为科学评价黄芪的内在质量提供参考。有研究以苦碟子注射液的特征参数建立中药色谱指纹图谱的决策树和聚类分析的两个数据挖掘模型，通过对数据模型进行分析得出对中药指纹图谱评价影响较大的多维多息特征参数及分数，为今后确立中药标准的指纹图谱提供了理论参考。有研究运用 SPSS 软件对不同产地的当归指纹图谱的多维多息特征参数进行主成分分析，发现了 4 个主成分能反映中药色谱指纹图谱信息的规律。

中药图谱是鉴定中药的复杂手段，而运用数据挖掘方法对图谱潜在的数据信息进行挖掘分析，能发现其潜在、有价值的信息。

4.4　名家临床经验

名中医经验传承及医案以往主要以中医药院校的教育、师带徒言传身教、纸质或电子文献的总结等方式，但均有一定的局限性，难以全面系统地传承名中医的学术思想及临床经验。而将各名中医的处方数据采用不同数据挖掘方法分析研究，总结常用药物、核心处方、临床诊治经验，能使名中医经验及思想的总结与传承更加完善、规范。

例如，有研究对治疗不孕症的中药处方采用关联原则、频数分析方法进行挖掘分析，总结了高频药物及常用药对、药物组合、中医证候与中药之间的关系，为现代运用中医手段治疗不孕症奠定了基础。有研究用医院信息系统采集中药治疗肝硬化的 900 例处方数据，基于关联原则对其用药规律进行挖掘，并对其配伍规律和核心药物挖掘分析，归纳总结出名中医吴寿善的临床用药经验。有研究挖掘分析治疗胃肠功能衰竭的处方，着重分析了使用中药的类别、频次等，总结其用药规律、常用药物和处方，对今后治疗胃肠功能衰竭处方的开发研究具有一定的指导意义。有研究整理了 100 例治疗胃食管反流病医案，关联分析治疗该病强关联的药对、常用药物，总结了治疗胃食管反流病的基础方及其病、证、方、药的规律，为今后临床诊治胃食管反流病提供了参考。

目前，数据挖掘技术应用于临床处方挖掘分析较为普遍，可大致了解医生的用药规律及学术思想，促进其学术思想的传承，同时对中医药的发展也有深远意义，需要不断创新及发扬。

我国第一个中医专家系统——关幼波诊疗肝病计算机程序自 1979 年问世以来对中医诊疗计算机系统的发展也起到了举足轻重的作用。在其引领下，20 世纪 80 年代相继出现了邹云翔中医肾系统疾病计算机诊疗、教学、护理和咨询系统，姚贞白妇科专家诊疗系统及医学智能通用编辑系统 MT2GIES21，孙同郊乙型肝炎专家诊疗系统，中医辨证论治电脑系统数学模型及软件设计等。不论从知识获取、知识表示，还是推理机的设计，这些系统均应用了许多专家系统的相关技术。但是它们大多数仍属于基于规则的专家系统，语言也是面向过程化的语言，有些系统大多知识库和推理机融为一体，在庞大的中医概念和知识体系下，已经显得力不从心，需要更多适合于中医诊疗专家系统技术的支持。

中医诊疗专家系统在传统的诊断专家系统和医学专家系统的基础上得

到了进一步的发展，知识库和推理机作为系统独立的单元被分离开来，既有利于邻域知识的获取，对中医学思想的模拟也迈向了新的高度。其一般结构包括知识库、综合数据库、知识获取模块、推理诊断模块、解释模块和人机接口等，有些基于规则的系统还设置了可信度模块。

医学专家系统应用技术的不断进步为中医专家系统的发展提供了有力的技术支持。但中医哲理深邃、思想独到，中医专家系统所考虑的最关键因素往往是系统能否更高效合理地模拟老中医的思维过程。这也正是中医诊疗系统构建的难点。由于人类所患的疾病具有多样性、多变性和不确定性，应用传统的专家系统技术和计算机技术，对复杂疾病的诊断往往不能得到令人满意的结果，应用传统的基于规则推理的技术显然已不能胜任。这对中医专家系统的改进提出了更高的要求。近年来不论从知识的获取、表示，乃至推理机制等，更适合中医诊断的专家系统方法技术应运而生。

4.5　针灸

针灸作为一种古老医疗手段，2010 年已被联合国教科文组织列入"世界非物质文化遗产"，其主要通过针刺或艾灸两种方法来调整脏腑功能，以达到治愈疾病的目的，特别是针麻镇痛，已被世界卫生组织确认为医学科学研究重大成果。针灸数据源除了海量的针灸古籍和现代文献，还有大量实验研究数据和临床诊疗经验。这为针灸数据应用研究打下了坚实的基础。

针灸数据特征：①多样性：针灸数据的来源在内容或形式上是多样的，而且针灸文本数据时间跨度极大，既有文言文表述的，又有白话文表述的。②相似性：针灸数据的相似性主要表现在针灸取穴规律的高度近似。针灸疗法的选穴讲究在辨证论治的基础上，辅以"君臣佐使"的穴位配伍原则。君穴与臣穴构成了处方的主穴，而佐穴与使穴也就是处方中可随症加减之穴，称之为配穴。由此，具有相同的病候的不同患者，根据病患个体体质差异，医者对不同患者的主穴选择可能完全相同，而差异仅在一两处配穴上。针灸数据的相似性也体现在各朝代疾病选穴方案上，同一朝代对同一种疾病的选穴方案相似性会更加高，而随着朝代的变迁，选穴规律会有一定改变，相似性随之降低。③容错性：针灸数据来源跨度几千年，上至战国，下至当代，不同来源载体记录的腧穴名、经络名、疾病名、针灸方法、古代书名等信息可能存在巨大的个人表述差异、使用差异。

4.5.1　针灸古籍数字化研究

随着医疗信息化的深入，中医针灸古籍文献已逐步实现数字化，如周莲菊等研发的"《黄帝内经》计算机检索数据库系统"、南京中医药大学研发的"针灸腧穴文献资料检索系统"、山西中医研究院研发的"针灸甲乙经通检系统"、上海中医药大学研发的"《针灸大成》检索系统"、中国中医科学院研发的"ACULARS针灸文献检索系统"。这些数字化的针灸医籍文献数据，为针灸数据的研究提供了更为便捷的分析途径。

4.5.2　针灸取穴规律研究

针灸腧穴的选择及配伍对临床治疗疾病的疗效影响甚大。传统针灸治疗中，针灸医师凭借自身对疾病及腧穴的认识、自身临床经验等为患者选取腧穴，其治疗欠缺规范，而使用数据挖掘技术,可以分析总结疾病的腧穴选取规律，使临床治疗更准确、规范。

例如：通过对针灸治疗荨麻疹的取穴规律进行聚类分析、频数分析等研究，总结了针灸治疗该病的高频穴位、穴位配伍组合，并进一步总结了取穴规律，为今后临床治疗荨麻疹提供一定帮助。通过收集治疗慢性盆腔炎的临床研究，运用关联分析、描述性分析等方法挖掘分析，总结了治疗慢性盆腔炎的高频腧穴、经外奇穴、特定穴，并通过对腧穴与经络、部位的关联分析，总结了治疗该疾病的主要经络和取穴部位。有研究运用数据挖掘方法对针灸治疗慢性萎缩性胃炎的文献进行挖掘分析，通过描述性分析总结了针灸治疗该病的高频腧穴、通过聚类分析总结了常用的核心穴位、通过关联分析显示了支持度最高的穴位组合，并对针灸治疗慢性萎缩性胃炎的选穴规律和核心穴位进行了有效总结，为临床治疗提供参考。有研究运用规则分析、修订互信息等数据挖掘方法对针灸治疗糖尿病周围神经病变进行分析，总结出了高频穴位组合，且发现治疗该病取穴要以阳明经络和背俞穴为主，对今后针灸治疗糖尿病周围神经病变具有一定指导意义。

可见，通过运用数据挖掘技术对针灸腧穴有效地挖掘分析，总结出合理的腧穴及其配伍选择，以及正确的配穴方法、选穴原则，能使其更好地应用于临床。

4.5.3　针灸方法选择与应用研究

临床针灸治疗可以选取刺灸法、头针、刺络放血等不同方法，通过数据挖掘技术分析其各自的适应证及临床优势，为今后临床针灸方法的选取奠定了基础。

例如：有研究在整理 2000 余篇关于灸法治疗疾病的文献中，选取合适的数据挖掘方法，总结了不同灸法科属应用频次、痊愈率、临床应用病种频次及优势病种的疗效，为今后临床治疗疾病能选取合适的灸法提供帮助。有研究整理了自 1970 年起头针治疗疾病的文献，挖掘分析头针的临床应用特点，发现头针在内科中应用最为广泛，以中风后遗症为主，并总结了头针主要的进针、行针手法，以指导临床应用。有研究通过频次统计的方法对自 1960 年以来使用灸法和火针治疗的文献进行研究分析，总结了灸法、火针法使用频次最高的科属、病种，并发现这两种方法适应病种的差异性，为临床提供参考。有研究整理了 1800 余篇关于刺络放血疗法治疗疾病的文献，运用遗传算法、分类算法、关联规则等分析总结出了刺络放血疗法适合的科属、优势病种及证型，并有效总结了该方法的临床治疗的疾病谱，使其更好地服务于临床。

可见，不同疾病适宜选取不同的针灸方法，通过数据挖掘技术分析总结针灸各法的适应科属、优势病种等，可指导临床。

4.5.4　针刺手法虚拟化研究

针灸手法长久以来依靠"师传口授"的方式进行教学和传授，素有"心中易了，指下难明"之说。这种带有主观性的教学方法缺乏定量化、客观化及规范化，一方面造成学生操作技能参差不齐，影响其针灸水平的提高；另一方面，导致名师手法、经验无法准确地保存下来，不断走形甚至失传，影响针灸手法的推广与应用。

近年来，很多研究者致力于借助各种现代科技手段刻画、模拟针刺过程，以揭示针刺手法的本质和特点，实现针刺手法的量化、规范化、标准化。据报道，美国学者利用超声弹性成像技术发明一套可以控制在人体上实行针刺操作的计算机系统，香港学者研制了一套可通过三维图像形式观察针刺操作过程的"中国针灸触觉式手法模拟仪"。而针对"刺有大小""针有深浅"问题，我国学者结合传感技术和生物力学原理研制出"针刺测力仪"和"针刺手法参数分析仪"，通过对毫针手法（如捻转、提插、补泻等）操作的实时采集，将"垂直"和"水平"两个方向上的"提插力"和"扭矩"的变化等数据保存了下来，并给出了毫针在 X、Y、Z 三轴方向上力的变化，从而实现复式手法参数（波幅、频率、最大峰值、最小峰值、平均值和离散度等）测定。

应当看到，此类针刺虚拟化系统不仅可以用于教学，如调用专家数据库参数为学生提供针刺手法学习、模拟；更可以通过挖掘此类数据，从各类参数背后找出具有意义的规律，配合临床实践经验丰富的针灸专家的解释，探索建立规范化的针刺手法参数，最后通过大量的临床检验进行模型修正，得到最优化的针刺手法参数，从而为针刺手法特征刻画、科学表达和针刺手法的标准化、规范化及定量化研究提供依据。

4.5.5　临床治疗方案推荐研究

有了准确的病情诊断和腧穴配伍，如何从众多备选方案中选取一种最优的治疗方案便成为提高临床疗效的关键。

目前已有的方法是利用遗传算法对海量针灸治疗处方，如古代针灸处方、经典著作记载处方、历代名家惯用处方、大样品随机对照试验（RCT）治疗方案、临床对照试验（controlled clinical trail,CCT）治疗方案进行单独分析或综合分析，以寻找出最优针灸处方，为医者临床治疗提供辅助决策功能。以针灸治疗面瘫为例（见表5-1），方案优化内容涉及5个主穴、3个配穴、针刺方法和疗程4点内容，可分为10个基因片段，其中主穴、配穴各分配11位用于编码1350个穴位，针刺方法分配9位用于编码369种疗法，疗程分配13位用于编码每天治疗次数、疗程间隔、单个疗程次数及总疗程数。上述二进制码序列构成了代表个体遗传特性的基因码链，采用随机数生成原始祖先群体。遗传算法就从这些原始祖先群体开始，然后依次计算各个主穴、配穴、针灸方法、疗程的个体适应度，选取阈值。最终推荐治疗方案：地仓、合谷、颊车、阳白、翳风配水沟、承浆、迎香，推荐指数（即总体适应度函数值）为0.1101。

表4-1　针灸治疗面瘫的综合推荐方案

主穴	配穴	刺灸方法	疗程	推荐指数
地仓，合谷，颊车，阳白，翳风	水沟，承浆，迎香	毫针刺	每日1次，10次1疗程，治疗4个疗程，疗程间隔3天	0.1101
地仓，合谷，颊车，四白，阳白	水沟，承浆，翳风	毫针刺	每日1次，10次为1疗程，治疗3个疗程，疗程间隔3天	0.1029
地仓，合谷，颊车，阳白，迎香	水沟，承浆，攒竹	艾灸	每日1次，10次1疗程，治疗3个疗程，疗程间隔3天	0.0938

4.6　中医健康服务

4.6.1　中药基础信息系统

中药基础数据库是以中药基础科技数据为依据而建立的关系结构型数据库。数据来源于《中华人民共和国药典》《中华本草》等权威工具书及普通高等教育中医药类规划教材。其目的是提供有关中药单味药、中药品种、中药化学成分等的中药生药材鉴定、中药药理、中药毒理、中药临床药理、常用剂量、用法等方面的权威公认基础数据。在建立了严格的数据筛选原则与标准的基础上，主要按中药单味药、品种、生药材鉴定、一般药理、一般临床药理、一般毒理、化学成分、中药炮制品八个部分建表，共 227 个字段，对基础数据进行了筛选与加工。目前包含 8013 种中药单味药，8199 种中药品种，375 个中药炮制品，5944 个中药化学成分的相关信息，数据量 44MB。

数据库以单味药为切入点，依次展开形成了一个大型中草药系统。每个部分既可成为一个独立的个体，又与各表间有着一定的内在联系，使之成为一个有机的整体。

数据库通过中医基础数据平台提供服务。用户可以从单味药、品种、化学成分、炮制、药理作用等主要入口途径，通过不同层次的数据关联查询，实现了相关数据的归类与相关检索。适用于数据发掘、知识再现、新药开发。

4.6.2　中医防治各科疾病专题系统

本系统是为中医临床与科研从业人员提供中医临床科学及其应用的结构型数据库。数据来自 1990 ～ 2006 年公开出版的中文医学期刊上有关中医药及针灸按摩治疗各科疾病临床研究方面的一次文献 21 万余篇，以疾病为中心，建立流行病学信息，疾病、证候、症状信息，诊疗信息，治疗信息等相关内容，以及数据来源文献的原文图片。数据库通过临床治疗各科疾病专题平台提供服务。

　　用户可以通过简单搜索、高级搜索和统计三种方式实现疾病相关数据的检索、统计与数据挖掘，得到各种疾病的病因、证候、症状、诊疗及治疗等多方面的相关统计信息，具有数据统计与分析功能，根据用户需求，实现了临床研究、诊断、治疗及病、证、症关系四大类 64 种因素分析与相关分析，为进行中医药数据的深度挖掘和充分利用奠定了基础。

第五章 药学大数据的应用研究

药学不仅是发现新的化合物，研究药物特征，更是研究临床药物治疗规律的学科，与医学永远是密不可分的一个整体。药物治疗是医疗的重要手段，也是药物及药学研究的终极目标。因此，药学数据与医学数据相互交融。数据本身并没有学科之分，只是分析数据的角度不同，使之产生了差别。

药学随着医学的发展而发展，迄今医药卫生领域的信息技术应用发展，已经历了医疗机构或医药商业机构内局域计算机信息网络建设完善、区域医疗机构跨机构或者医疗机构与商业机构跨领域计算机信息网络建设完善两个阶段，已经有多个地区和健康机构开拓了智慧医疗、个体化医疗探索。随之而来的数据分析进入一个新的阶段，原来一个机构内部结构单一、容量可控的医药数据分析，为多来源、多结构、容量无限的大数据分析所取代。临床用药分析、临床数据对比、临床决策支持研究的变化，必然会给上游药品研发带来革命性影响。大数据的一个重要特征是大量混合结构的数据，当然这些数据必须是同质的，源自同一信息对象群体，是大数据分析的前提。需要强调的是，医疗活动中的原始巨量数据不能称为信息，只有加工分析之后，才能成为信息，才能为临床活动所利用。数据是信息之源，信息是数据的灵魂。

本章简要介绍医学活动中所涉及的药学大数据源及其特点、常用分析研究方法与当前实践应用案例，力图向读者展现药学大数据研究是如何充分利用现有或者正在产生的数据，通过分析加工，获得新的信息，为临床治疗、临床研究、新药研究提供参考，使读者对大数据环境下药学学科的思路变革及应用实践有一定了解。

5.1　药学数据资源

如同医学基础研究源于临床、最终应用于临床一样，药学基础研究也是源于临床、最终应用于临床。药学数据只有与临床数据结合，才能体现其信息目标价值。从化合物合成到药剂学研究，不论药理学研究，还是临床研究，其目标一直是临床应用。当然，某个阶段与范围内，药学数据还是有其独特规律的。药学科学活动，若以药物为线索，则可以简单地分为临床前研究阶段、临床研究阶段、临床应用阶段3个阶段或者领域。相应地，药学数据也可以分这三个阶段进行相应介绍。然而，在现实中，这三个阶段的实施主体及数据记录却难以如此泾渭分明。

5.1.1　药学综合信息数据源

作为药学综合信息数据源的期刊文献载体，是一个各阶段、各亚学科、各专业领域文献数据的集成，是重要的药学数据源。其中，除常用的中外文综合数据库外，还有各专业协会全文期刊自建库，以及 MICROMEDEX、Drug Information、Primal Picture、EBSCO MEDLINE 等外文数据库可以提供全文信息，但碍于信息化进程，外文医药学文献以近五十年的期刊文献为主，中文的医药学文献则以近三十年的期刊文献为主。

相对而言，中文期刊的全文数据库建设起步相对较晚，历史文献有所缺失。但是，不论国内期刊全文数据库，还是国外期刊摘要数据库，在建立过程中均存在文献数据源重复问题，但是又各有收载编辑特色，有的侧重临床信息，有的侧重基础研究信息，不利于学校、科研机构使用，不仅增加了购置费用，而且跨库、跨平台检索操作不便，更因为不同数据库采用不同的分类方法标准、不同的主题词汇，容易产生信息检索不全面等问题。

5.1.2　药物临床前研究阶段常用数据源

药物临床前研究阶段的主要内容有化学合成、药物分析研究、药效学和毒理学研究及药剂学的研究，当前还更多地涉及基因序列的靶向识别。每个领域都有比较成熟的相应数据库，如有机合成方法数据库（ChemKey Search Database）、化学反应保护基团数据库（Protecting Groups）、化学动力学数据库（Chemical Kinetics Database）等。还有一些研究数据库也已经投入到研究实践中，如化合物结构与生物效应关系数据库、高通量筛选数据库等均取得长足进步。然而，这些数据库均由不同机构建立，各自独立成为体系，而且当前许多这样的数据广泛分布于研究机构，或者具有专有权的研发公司筛选数据库中，难以直接使用。

著名的制药公司、药品研发巨头葛兰素史克（GSK）于 2010 年 5 月向全世界开放其疟疾全细胞筛选数据库（Whole-Cell Malaria Screening Data）。该数据库包括 200 万个化合物，其中超过 13500 个化合物具有抑制疟原虫活性的全部测试数据。与既往医药公司将进一步测试，寻找可以上市专利新药研发思路不同的是，GSK 公司选择了开放该数据库，共享研究数据。有专业人员对该数据库的数据质量包括化合物分子结构及性质，按主要医药公司研发过程中采用的安全模型的测试结果进行了评估，发现该数据库具有极高的科研价值，认为其必将推动抗疟新药的研发进程。

单一数据库往往难以获得全面信息，通过整合多个数据库，可以构建新药研发的新平台，打破单一数据库难以获得全面信息的壁垒。譬如，有研究整合了几个大型的化合物构效关系数据库，探索化合物化学结构与生物靶标之间的整体关系，利用大量药物化学构效关系数据库描绘了一个迄今为止最为完整的构效关系图，揭示了化合物化学结构与生物靶标之间的整体关系。整合后的数据库包括约 480 万个化合物及基于 3000 蛋白质靶标的 60 万个化合物的构效数据（如 IC_{50} 等），初步鉴定了由人体基因组编码的 529 个蛋白质，发现了至少有 1 个结合亲和力小于 100nmol/L 的化合物可以满足口服药物吸收的 Lipinski 五要素法则（the Lipinski rule-of-five）。结果提示，该方法可以解决化合物多靶标作用问题，促进作用广泛药物设计研究策略的发展，同时随着预测性模型的应用，有望大幅提高新药研发过程中的成功率。

5.1.3　药物临床研究阶段常用数据源

虽然自新药审批要求进行药物临床试验工作以来就启动了临床试验注册工作，但是药物临床研究数据的保管保存历来比较分散，直到临床试验注册数据库的建立与开放，情况才大为改观。在这些数据库中，影响力比较大的当属美国临床试验信息网（https://www.clinicaltrials.gov）。这是美国国立卫生研究院（the National Institutes of Health）所属国立图书馆（the National Library of Medicine）根据《食品药品管理现代化法案 1997》建立的临床试验数据库，于 2000 年开始运行，向医疗科研人员和机构提供临床试验注册服务，同时可供患者及其家庭成员、医疗专业人员、研究者和社会大众方便地查询有关临床试验的诸多数据与信息。网站中的数据由临床试验的申办方或主要研究者负责更新维护。

临床试验信息网中每一条临床试验记录除了包含临床研究项目概要之外，还包括研究的疾病种类、干预措施（如药品或器械、研究过程等）、研究方法设计、志愿者入选标准、参与的医疗机构及其联系方式；已经完成的临床试验记录还包括研究对象的信息，如开始参与人数、完成试验的人数及人群性别、年龄等特征，研究结果、研究过程中发现的不良事件总结，同时还包括诸如发表的论文的链接等。临床试验信息网是免费使用的，可以查询、浏览网站数据库中所有临床试验研究进行情况，了解临床试验研究的设计与实施情况，还可以利用注册的临床研究数据进行综合统计分析。

欧洲临床试验数据库（https://eudract.ema.europa.eu）向公众开放了 2004 年 5 月之后在欧盟进行的所有临床试验研究的相关数据。

虽然，诸多临床试验信息网及数据库建立后，国际医学期刊编辑委员会（International Committee of Medical Journal Editors）要求前瞻性临床试验研究只有在开始进行之前在规定的网站上注册后，该临床试验研究形成的论文稿件才能在这些知名国际性医学期刊上发表。但是，有研究表明，已登记的临床试验完成后，公布其实验数据的不足一半；而另一方面，注册试验数据发表在专业期刊中又不足一半。单纯依赖公开发表的文献数据与信息进行药品有效性、安全性评估，最后结论难免会有失偏颇。

5.1.4　药物临床应用阶段常用数据源

"基于临床问题，获取评价证据，解决具体患者问题"的循证医学方法形成于 20 世纪 80 年代早期，其研究与实践重点是将证据评价结果用于具体患者的治疗。因而，循证医学数据是药物临床治疗证据主要来源之一。譬如 Cochrane 协作网（https://www.cochrane.org），其中的 Cochrane 系统评价资料库（The Cochrane Database of Systematic Reviews）、疗效评价文摘库（The Database of Abstracts of Review of Effectiveness）等提供了评价分析后的临床数据，方便了临床医务工作者的直接获取。一些诸如 Ovid 数据库提供商还整合了常用医药学信息系统，操作便捷，提高了临床医务工作者数据与信息利用效率。

药物治疗过程的直接数据更多地以医嘱、病历形式存储于各个医疗机构的医院信息系统诸多数据库中。这些数据是临床实践的真实记录，可以直接反映临床实践的真实情况，单一医院信息系统内数据完整性、可利用性得到保证。但是，当前各个医疗机构采用了不同的信息系统，应用比较广泛的有"金卫工程""军卫工程"，其系统流程设计和数据格式存在明显差异，兼容性差，不同医疗机构之间不能进行信息交换，造成网络的割裂和医疗信息孤岛。上海申康医院发展中心主导的"医联工程"着眼于区域医疗信息共享及协同服务，通过建设数据交换平台，实现了医院之间信息互通，实现了医院间大规模临床信息数据实时共享及动态更新、高效存储检索等目标。医联工程数据中心的建立可以提供区域跨医疗机构医疗数据信息的共享，将为区域医药临床实践与研究提供更详尽的数据支持。

　　基于法律规定与隐私保护考虑，门诊处方记录、住院医嘱记录数据难以在相对开放的互联网数据库中采集与存储。目前可以获取与分析的药学网络数据中比较成熟的有各个网站的药品营销数据。这些数据的挖掘可以反映药品消费者的某些特征，以及诸如感冒等疾病的流行特征。然而，当前中国管理部门许可的网络经营药品的部门有限，绝大部分药品必须通过医院药房获取，公众也习惯于在医院就医取药，网络数据尚难以反映完整的医疗行为信息。

5.2　药学数据特征

　　药学数据不仅包括有关药物本身的描述如化学结构、活泼基团、酸碱性、溶解性能、结晶性能、合成流程、生产工艺等数据，也包括药物制剂即药品描述，如剂型、辅料、稳定剂等数据，更包括药物作用机制、体内药动学参数、药效学参数、适应证、用法用量、不良反应、相互作用、注意事项等影响临床安全使用的数据，以及特殊患者、病情对药品作用的影响数据。因此，药学数据具有如下特征。

5.2.1　数据范围的不确定性

　　药物是具有调节机体作用的物质，脱离临床，药物则难以存在。因此，药学数据难以脱离临床数据而独立存在。而且，数据本身没有学科之分，譬如肾脏功能检查值属于临床数据，若用于分析其值波动与用药关系，则属于药学数据了。所以，需要围绕分析目标，确定分析指标，从而确定数据范围。

5.2.2 对数据完整的依赖性

数据是为信息传递而存在的，脱离主体的数据也是没有意义的。例如，"100"或者"100mg"这组数据没有意义，歧义太多，而"100mg阿司匹林"具有初步意义，是可供预防心血管疾病口服的一次治疗剂量。又如，"58456-86-3"作为一串数字，难以体现任何信息，而加前缀说明后，"CAS Number：58456-86-3"作为一个整体，就特指化学文摘注册号关联的化合物——头孢拉定（cefradine），其制剂是一种临床常用的抗生素药品。当然，该整体数据还需要药学专业人员解读。因此，数据完整性对数据挖掘非常关键。

5.2.3 数据的多义性

不同于计算机系统等可以直接获取或对其原始记录进行处理的单义数据，如药品名称、规格和剂量，以及患者年龄、心率、体温、血压值、白细胞计数等。多义数据表达的内涵具有一定的模糊性，容易变异，需要进行一定的分析，故受使用者影响大，其蕴涵的信息不一定准确反映初始记录者的意图。例如，"锥体外系反应"是一个症状群的描述，是许多药品容易引起的不良反应。但是，药品说明书中可能出现这个词汇，也可能仅列出锥体外系反应的临床主要症状与表现，而不一定出现"锥体外系反应"这一词汇。而且，这些表述词汇会并列出现，但是描述的是同一内容，而非并列两个或多个。即使同一内容的词汇表述方式也是多样的，如"乳酸脱氢酶增加"，还有"LDH升高""乳酸脱氢酶升高"等表述方法；而"白细胞减少"，还有"白细胞降低""白细胞下降"等表述。世界卫生组织药品不良反应监测中心建议的术语表中许多术语及其编码也存在交叉现象，如术语表中有"肝酶升高"，同时也有"谷丙转氨酶升高"（丙氨酸氨基转移酶升高）的表述。这两个表述是包含关系。这些都是现实存在的问题，增加了该类数据处理的难度。

由于历史原因及信息系统稳定性、完整性考虑，各类软件及信息系统往往画地为牢，互不兼容。这些格式与标准各异的数据，虽然形成了数据海洋，但是不能做到所需共享，出现"数据过载"与"信息匮乏"并存的局面，难以为临床医生、药师充分利用，无法发挥医疗数据在提高药物治疗水平方面的有效作用。近年发展起来的元数据（metadata）思想提供了对资源数据的结构化的描述，规定了数字化信息的组织，是数据与信息规范化、标准化的基础，为解决上述矛盾提供了一个解决方案。2009 年，卫生部（现国家卫生健康委员会）发布《卫生信息数据元标准化规则》，标志着全国范围内卫生信息数据标准统一的开始，推进了医药卫生信息化管理的标准化进程。

5.3　药学数据常用分析方法和应用方向

现代医疗活动中产生了大量数据与信息，并存储于医疗数据库中，包括磁共振成像（MRI）技术的影像、心电图（ECG）信号，临床数据如血糖、血压、胆固醇测定值等，当然也包括医生的诊断过程描述与处置意见等。这些复杂数据超出传统方法处理和分析的能力。医药学数据挖掘可以发现有效处置措施或者最佳治疗实践，为疾病诊断与治疗提供科学决策支持，同时可以提高医院信息管理水平，推进电子医疗、社区医疗的发展。临床医学数据挖掘的目标是建立合适的模型方法，利用患者某些信息进行预测，同时支持临床决策的制定。大数据分析可以为医院、诊所等机构及医生、药师、患者等提供全新的数据与信息支持服务。

5.3.1　药学数据常用分析方法

在医药学科中，最常用的数据挖掘分析方法如下。

（1）关联分析，如用药与适应证或者不良反应之间的关系分析。

（2）序列分析，如迟发性罕见药品不良反应的发现挖掘。

（3）聚类分析，如药品某种治疗作用的发现与挖掘分析。

5.3.2　药学数据应用方向

从医药行业产业链角度分析，大数据挖掘的应用方向主要有以下几点。

（1）药品临床应用分析

通过分析评估并规范化大量临床数据，可以发现疾病治疗与药品应用某些趋势、不规则异常信号，进而探索药品开发需求与推广上市影响因素。

（2）产品分析

通过临床同类药品品种应用及疗效评估数据对比分析，可以评估某药品购买倾向与治疗效果，以便针对不同危险因素的患者群开发特定的药品或其他医疗产品。

（3）市场营销分析

通过药品消耗数据结合临床疾病流行病学数据分析，可以发现利润最优产品、市场最佳配置途径等，发现处方更新度、药品寿命周期等特征。

（4）消费者行为分析

通过药品治疗对象数据特征的分析，可以帮助发现更多的目标消费者特征，综合药品消耗与消费者群体信息，可以发现消费者购买某药品或者医生处方中选择某药品倾向性的因素。

（5）业务与财务分析

分析某区域内药物治疗记录数据特征，可以有针对性地根据市场规模调整销售策略，确定最大消费者（如医疗机构或者政府部门）并给予价格优惠，可以获得双赢的成效。

（6）供应链分析

通过分析药品或其他产品在整个流通过程中的时间分布，可以改善产品供应计划，基于历史数据和患者行为分析提高供应效率，防止库存积压，也会避免零售端及制药企业的库存中断。

但是，医疗活动中的原始巨量数据不能称为信息，只有加工分析之后，才能成为信息，才能为临床活动所利用。信息的获得是基于对事实、数据等的分析加工，而加工分析过程必然需要专业知识、专业技能。信息挖掘与分析必须围绕目标、基于专业知识，虽然必定受制于当前专业认知局限，但这是人类知识积累和科学发展的必然过程。

当前医药活动产生的各种数据的积累过程，尤其当前随着计算机技术的普及，传统数据获得技术得到极大改善，随之而来的大数据迅速发展。医疗大数据的研究目标之一就是充分利用现有或者正在产生的数据，通过分析加工，获得新的信息，为临床治疗、为临床研究提供参考，药学大数据研究也不例外。

5.4　药学大数据应用举例

5.4.1　新药研发中的实践

传统新药发现过程是逐一测试、验证化合物的生物活性的过程。这种方法在今后的一段时期内仍将是药物发现的金标准，但是这个过程中巨大的人力、物力的消耗已经成为新药研究进程中不可忽视的障碍。近年来，高通量筛选借助计算机辅助分析，虽然提高了一定的工作效率，但是思路还是传统的，没有充分利用现有的数据信息。而数据挖掘技术结合计算机辅助设计思路可以减轻传统的工作量，弥补了之前的不足，可真正提高新药探索命中率。

数据挖掘技术有助于发现具有相似药理作用的化合物。因为根据化学结构与药物疗效关系理论，具有相似作用的化合物的空间结构特征表现具有一定的共性。其分析结果可以用于已知化合物作用的优化及帮助设计具有期望作用的化合物。而通过聚类分析具有相同化学性质的分子归类到一个集合中，每发现一个新的化合物，根据其分子结构特征与其他已知分子比较并归类分组，可以帮助研究者发现新化合物中发挥药理作用的分子基团，还可以测量该分子对特定疾病的化学活性大小，并且确定发挥作用的基团。这种方法在综合大量分子数据基础上，有望开发出一种基本没有药品不良反应的超级化合物分子———仅具有所期望作用的结构，其他方面作用很弱。

2001 年知识发现与数据挖掘杯（KDD Cup 2001）竞赛内容之一是寻找与凝血酶靶点结合的有机分子结构。参赛者需要在大约 1900 余种有机化合物、每一个化合物分子有超过 13 万种属性参数（数据挖掘中称为维度）的 500MB 的数据基础上，进行预测分析。这是一个具有挑战性的工作，不仅是因为其中分子属性参数数量的巨大，也是因为只有 42 个（2.2%）化合物具有生物活性。在 136 个竞赛团队中，有 114 个团队的研究目标为凝血酶靶点结合分子的挖掘发现，只有 10% 的队伍准确率超过 60%，其中，加拿大帝国商业银行的工作者采用贝叶斯网络算法，获得的准确率最高，接近 70%。

5.4.2　药学文献挖掘

医药学的研究时刻都有大量新发现、新问题、新技术，发表的文献呈几何级数增加。例如，医药学主要综合文献数据库 MEDLINE 囊括了发表于世界各地的 5600 多种学术期刊的引文，并以每年近 40 万篇的速度增加。显然，任何一个医药科技工作者都没有足够的时间掌握本学科内发表的全部文献，更无法获悉学科外研究进展。随着学科划分越来越细，所谓"知识分裂"现象愈加明显。但是跨学科研究却又非常迫切，不同学科之间的联系被专业内部大量的信息所掩盖。如何排除学科间的交流藩篱是亟待解决的问题。

目前公认的综合文献挖掘研究的开创性工作是由美国芝加哥大学（University of Chicago）的 Swanson 进行的，他提出将两类非直接相关的文献结合分析，会发现一些隐含的互补联系（complementary public relations），即 ABC 关联分板模型：如果一个文献集合报道了关键词 A 和关键词 B 之间的一个关系，另一个文献集合报道了关键词 B 和关键词 C 之间的一个关系，但是从没有文献报道过关键词 A 和关键词 C 之间可能存在的关系，这两个文献集合为互补文献，如图 5-1 所示。

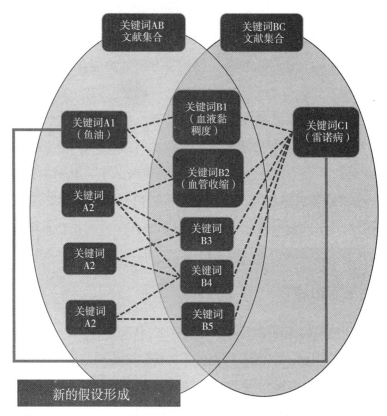

图 5-1　文献挖掘分析 ABC 关联分析模型

该研究着眼于单个词汇出现频率的统计，即在筛选待分析的词汇时，超过一定出现频率的词则纳入进一步的分析。频率较低的词汇说明在研究中的偶然性比较大，可以不予考虑。其过程是从 A 和 C 出发，寻找共同的中间词 B。当然，研究中需要验证开放式研究发现的一些关系是否有实际的生物学意义。采用这个方法，该研究产生了几个假设，如其中"鱼油可能对雷诺病有效"。几年后，这个假设得到临床验证。

此后，很多科技工作者对 Swanson 的文献关联研究思路进行了实践和发展，采用了改进的词频统计方法，并开发了不同的软件工具进行隐含关联的挖掘。美国爱荷华大学（University of Iowa）研究者的研究工作基于文献数据库的主题词及对主题的描述词汇（从与主题相关的文献集合中提取一组词汇，用这些词汇描述所要研究的主题）。同时，给所选用的每个词赋予一定的权重，权值的大小代表了这个词汇在描述研究主题的过程中贡献的大小。同时，采用一体化医学语言系统（unified medical language system,UMLS）中的语义类型，作为词汇筛选的一个手段。首先，在 PubMed 中用医学主题词检索某个主题 A（通常是某种疾病或者某种化学物质，可以是自由词）得到一个文献集合，从中选取若干可以用于描述主题 A 的词汇，赋予一定的权重。按照预先选定的与主题 A 相关的语义类型，将这些词汇投入到不同的语义类型之下。按权值的高低对这些词汇排序，选择排名靠前的数个词汇作为主题 A 的描述，得到主题 B 的一个词汇集合。对 B 中的每个词重复上述过程，得到主题 C 相应的文献集合。通过这种研究方法，科研人员发现了姜黄素（curcumin）可能对视网膜疾病（retinal diseases）、克罗恩病（Crohn's disease）和脊髓功能异常（disorders related to the spinal cord）有效。

美国印第安纳大学（Indiana University）的研究者改进了 Swanson 的研究，可以同时发现 MEDLINE 中存在的直接的关系和可能存在的新关系。通过可视化工具 TransMiner 描述相互关系，图像中的每个结点代表一个主题，两个结点之间的边即为这两个主题之间的关系，图像中的虚线表明两个主题之间可能存在潜在关联；直线则表明主题之间的关系是已知的。利用此工具从 5000 多篇 MEDLINE 文献中发现了 56 个乳腺癌相关基因信号，如图 5-2 所示。仅从用户感兴趣的所有主题中选取了 6 个词（stress，magnesium，migraine，platelet，depression and calcium）就成功地验证了 Swanson 发现的镁和偏头痛之间的关系。

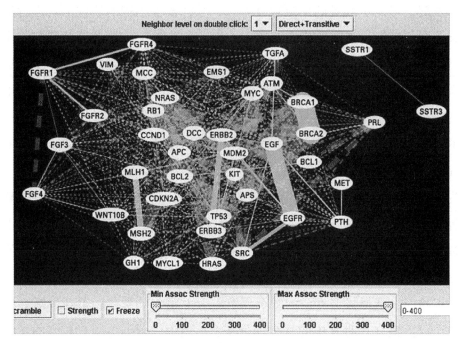

图 5-2　基于 5000 多篇 MEDLINE 文献发现的 56 个乳腺癌相关基因信号之间关系

荷兰格罗宁根大学（Groningen University）的工作者开发了自然语言处理（natural language processing）知识发现系统，研究过程中使用了 UMLS 超级词表中的概念、语义类型和 Metamap 软件（将文献中的词汇转换成 UMLS 的超级词表中对应的概念）。使用 UMLS 中的语义类型作为词汇筛选的条件，只有对应到研究者感兴趣的某些语义类型中的词才会进一步地分析。因此，该系统的词汇分析单元也被设定为 UMLS 超级词表中的概念，其目的是为了能够识别复合词或词组表达的概念，如血压（blood pressure）。研究者除利用该发现系统成功重复了 Swanson 发现鱼油和雷诺病之间关系的研究外，将药物名称作为主要的目标词汇，回顾性地研究了用于治疗良性前列腺增生的药物非那雄胺相关文献，发现该药物不良反应之一是促使毛发生长。

20 多年来，类似的文献传递关联分析（transitive text mining）取得了很大的进展。随着全文数据库的建立和完善，文本分析将不再只局限于标题或文摘，或者主题词或关键词等，也需要对以往的研究方法加以改进和拓展；由于自然语言的复杂性，挖掘方法中或多或少地有人为参与，人的主观性或者专业素养很大程度地影响了分析结果及信息的正确性。

5.4.3 药品不良反应监测

虽然自发呈报药品不良反应是目前世界各国通行的做法，也是药品不良反应监测的主要方法，但不是所有的药品不良反应都可以通过这个方法发现，尤其是多年后才发生的迟发反应。试验数据分析可以发现那些仅在规模较小的患者群中发生的药物安全信号，进而提升临床用药安全性监测效率。

美国马萨诸塞州心脏病预防中心（Preventive Cardiology Center）的工作者利用美国食品药品监督管理局数据库中 1997 年 11 月～ 2004 年 4 月数据，分析了羟甲基戊二酰辅酶 A（HMG CoA）还原酶抑制药（辛伐他汀或阿托伐他汀）合用降血糖药（磺酰脲类、二甲双胍、噻唑烷二酮类、胰岛素、阿卡波糖）的不良反应发生情况。其中，服用辛伐他汀期间有过药品不良事件报告的共有 728 位患者，1868 位患者服用阿托伐他汀期间有不良反应报告。药品不良反应主要考察肝脏、肌肉、胰腺及骨髓等器官或系统的毒性。经统计发现，辛伐他汀 728 例药品不良反应报告中有 11% 同时合用了降血糖药，阿托伐他汀 1868 例药品不良反应的报告中有 13% 同时合用了降血糖药，两组间没有差异。但是进一步对降血糖药种类分层分析发现，服用阿托伐他汀同时服用噻唑烷二酮类降糖药不良反应报告人数几乎是服用辛伐他汀的 4 倍。合用其他降糖药，服用阿托伐他汀、辛伐他汀组的不良反应发生率没有差异。进一步分析发现，阿托伐他汀合用噻唑烷二酮类降糖药发生不良反应后需要住院率为 76%，而辛伐他汀合用噻唑烷二酮类降糖药发生不良反应后住院率为 17%（$P < 0.001$）。分析结果提示，阿托伐他汀合用曲格列酮不良反应发生率增加，最常见的毒性表现是肝脏毒性。

一项针对容易引起 QT 间期延长的抗菌药物的挖掘分析研究发现了

部分高危类别抗菌药物。鉴于部分抗菌药物容易引起 QT 间期延长，并可能导致潜在的危及生命的心律失常（如尖端扭转型室性心动过速），部分抗菌药物（如格雷沙星和司帕沙星）因此而退市。为深入了解其他抗菌药物的潜在心律失常作用，评估潜在的风险，研究者首先通过文献数据挖掘，检索 MEDLINE 中关于抗菌药物引起 QT 间期延长的文献报道，结合药品监督管理机构发布的相关警告信息，然后基于获取的证据，按引起 QT 间期延长的临床相关性证据强度将抗菌药物危险证据等级分为 5 级（从 A 级"任意证据"到 E 级"尖端扭转型室性心动过速临床报道或者管理机构发布 QT 间期延长警告信息"），结果提示，共有 21 种抗菌药物有引起 QT 延长的风险；其中 6 种氟喹诺酮类和 3 种大环内酯类抗菌药物属于危险证据强度最高级 E 级。利用欧洲抗菌药物消耗监测项目（European Surveillance of Antibacterial Consumption）提供的 14 个欧洲国家 1998 ~ 2005 年长达 8 年的抗菌药物消耗数据 DID（即每 1000 个居民每日消耗的约定日剂量数），挖掘并分析不同国家高危险级别抗菌药物的人群暴露情况，发现北欧国家如瑞典，其 DID 值 1998 年为 1.3，2005 年为 1.2，而意大利同期分别为 4.1、6.5。

药品不良反应文本挖掘技术的应用受到广泛重视，发展迅速，尤其自然语言处理技术对住院病历处理的进步，可以发现更多的药品不良反应。当然，对于电子医疗记录内容的充分利用，还需要更深入的研究。

5.4.4　临床药事大数据分析

临床用药记录等数据分析可以提供诸如患者人群特征、疾病流行特征、处方医生特征、区域用药特征、疾病流行特征等信息。

另外，比较相同疾病或者病症不同药物治疗方案下患者的治疗结果，可以发现某个治疗措施最优或者具有最佳成本效益；通过比较发病因素、症状、疗程等数据，可以建立反映治疗有效性的分析方法。沿着这个思路，美国联合医疗保健集团（United HealthCare）分析了机构内的医疗数据，开发了临床应用系统。该系统可给出医生实践行为模式，并与其他医生及常规模式进行比较，挖掘最优治疗措施。绿十字保险公司（Blue Cross）利用挖掘技术成果，分析了急诊和住院申请数据、用药记录、医生诊察记录，发现隐性哮喘，适时提醒医生采取适当干预措施，改善疾病管理，提高效益，降低支出。

1999 年，佛罗里达医院（Florida Hospital）启动了临床最佳实践活动，发起了在所有住院、门诊机构建立临床诊疗标准路径活动，在日常医疗活动中应用数据挖掘技术提高临床实践效果。

台湾云林科技大学的工作者通过分析用药记录、生化检验数据并挖掘病案记录中潜在信息，发现病情变化迹象，及时提醒医生。该团队以就诊某医院长期接受药物治疗的慢性心血管疾病患者为研究对象，从临床客观数据描述病情趋势及治疗有效性评估。该研究以自组织映射神经网络（self-organizing map,SOM，或称无监督式神经网络）和粗集理论（rough set theory,RST，或称约略集合理论）的联合应用为基础建立模型，如对某教学医院医学数据库中病例的检验结果、治疗药物和给药频率数据进行挖掘。数据集包含患者生日、性别，生化检验值（高、低密度脂蛋白，甘油三酯，血糖，糖化血红蛋白），以及药物及给药频率，有效地检测出研究期间病情发生变化的患者，及时提醒医生重新评估患者健康状况，制定治疗方案。在交叉对比试验中，系统自动提醒的准确率约98%。

第六章　医疗大数据的安全

随着医疗信息化的不断深入，诸如电子病历、区域医疗和健康物联等各种应用不断拓展，数据分析方法与手段的重要性日益突出，大数据技术开启了一扇高效利用医疗数据的大"门"。当然，新技术带来新机遇的同时也带来了新的挑战，医疗数据的安全问题就是其中之一。

6.1　数据安全的含义

过去获取和传递数据的装置呈零星分布或间歇联络时，数据安全是重要的，保存数据的载体经常被锁在保险箱里；现在，面对全球上万亿个联通设备，数据安全更重要了。所以，如何构建大数据的"保险箱"，是值得探讨的。

一般来说，数据安全有机密性（confidentiality）、完整性（integrity）和可用性（availability）三方面要义，大致要保证 5 项内容：其一，应保证数据是保密的、完整的、可用的、真实的、被授权的、可认证的和不可抵赖的；其二，应保证所有的数据（包括副本和备份），被存储在合同、服务水平协议和法规允许的物理位置；其三，应保证可有效地定位、擦除或销毁数据；其四，应保证数据在使用、储存或传输过程中，在没有任何补偿控制的情况下，用户间不会混合或混淆；其五，应保证数据可备份和可恢复，能防止意外丢失或者是人为破坏。

在此意义上，数据安全有两层含义。

一是数据本身的安全，即能采用现代密码算法对数据进行主动保护，如数据保密、数据完整性、双向强制身份认证等，能确保数据不被不应获得者获得。

二是数据防护的安全，即能采用现代信息存储手段对数据进行主动防护，如通过磁盘阵列、数据备份、异地容灾等，能确保数据在传输、存储过程中不被未授权地篡改。

6.2　医疗数据安全的界定

医疗是一个特殊的领域，其特殊性在于以"人"为研究对象，所有医疗行为及其结果都以获取个人信息为基础。因此，医疗大数据安全应被界定为涉及"人"和"数据"两种维度的安全。

从"数据"本身而言，一般意义上的安全问题大致有两方面：一是易成为网络攻击的显著目标。在网络空间中，医疗数据的关注度高，其含有的敏感数据会吸引潜在的攻击者。二是对现有存储或安全防范措施提出挑战，特别是数据大集中后，复杂多样的数据存放在一起，常规的安全扫描手段无法满足安全需求。

这些问题将表现在数据资源共享、数据资产界定和盘活，以及数据真实性判断等各个方面。当前国际国内涉及数据的法律法规尚没有形成体系，故应在资源产权保护、竞争制度安排等各方面开展讨论。

6.2.1　数据资源共享

不同的庞大数据集，在多个逻辑上集中的数据组织（data organization）和物理上集中的数据区域（data area）中达到"一定规模"，就构成了数据资源（data resource）。

数据资源之所以能成为人类重要的现代战略资源之一，并且其重要性"在 21 世纪可能超过石油、煤炭、矿产"，是因为数据资源如同现实世界的自然资源（如森林、草原、海洋、土地、水、水产和野生动植物等）或能源（如石油、煤炭、矿产、电力和其他可再生能源），既形态多样、具有有限性、不可替代和不稳定，又可利用、可发展、分布不均和受技术开发水平制约。

现有的法律体系中，在美国，法律对国有和私有信息、数据共享有着截然不同的态度，即对国有采取完全开放、对私有给予严格保密，相关的联邦法律包括《信息自由法》《隐私法》《阳光法》《版权法》等。其中，1966年生效的《信息自由法》，是美国信息共享的指导性法律，其立法根本是满足每个公民对信息获取的需求；1974年的《隐私法》规范了行政机关处理个人记录的行为，规定了个人记录必须对本人公开和对第三者限制公开的原则；1976年的《阳光法》目的是保障和促进公民更加有效通过多种途径获取和利用政府信息，《版权法》则在第105条明确不允许联邦政府拥有版权，并对数据的二次开发没有限制。在欧盟，有与信息共享相关领域最为全面而系统的法律法规体系，特别在科学数据共享方面立法速度极快，除了具有指导意义的《欧盟条约》和《欧洲共同体条约》外，主要的还有1996年的《欧洲议会和理事会关于数据库法律保护的指令》、2001年的《关于公开获取欧洲议会、委员会和理事会文件的规则》和2002年的《布加勒斯特宣言》，数据保护同样区分公有和私有数据问题，数据共享则考虑了过程中的汇集、开放、管理、使用和安全等问题。代表国际上典型当代信息共享思想的《布加勒斯特宣言》把信息社会与数据资源共享紧密联系起来，认为所谓的"信息社会"应是"以广泛传播和分享信息、各利益相关方（包括政府、私营部门和民间团体）的真诚参与为基础"。

近年来，在科学技术部（简称科技部）、国家卫生健康委员会的引导下，北京、上海、浙江、广东等省市都在努力开展区域医疗建设，并取得了显著成效，实现了区域内医疗机构信息的互联互通和医疗数据共享。这对提高区域医疗卫生服务水平和工作效率，促进区域医疗卫生资源的合理配置和有效利用，支持区域临床科研、教学及流行病学分析，提升区域卫生宏观调控和科学决策能力等发挥了积极的作用。

然而，这种围绕医疗卫生服务的提供方、接受方、支付方、管理方及产品供应商，提供医疗数据的采集、传输、存储、处理、分析层面的共享还远远不够。除了个体所形成的数据资源外，群体层面进行医疗诊断、大规模筛查等数据资源也需要进行共享。融合人类各种数据收集手段形成的数据资源，包括无线生理监控、基因组学、社交网络和互联网，从而使各利益相关方以此形成更大的机会和经济效益。

6.2.2 数据资产界定

数据是具备资产属性的，如电子化有价证券、虚拟货币等都是数据。根据现行会计制度的规定，资产的会计核算标准有时间和价值两大内容，如不属于生产经营主要设备的物品，单位价值在 2000 元人民币以上，并且使用期限超过 2 年的，也作为资产。借鉴此项标准，就可以从数据资源的分布、赋存、开发和资源利用等方面进行资产界定。

正确对数据资产进行界定，有助于盘活这部分资产。数据类型多和价值密度低是大数据的重要特征。医疗领域，只有数据的所有者围绕核心业务构建起数据间的关联关系，如从数据中了解疾病、药物、医生和患者，提高不同来源获取的结构化与非结构化数据的活性，才能让数据资产保值增值。

6.2.3 数据真假判断

在网络空间内，基本判断往往会失真，故需要有一种技术来判断哪些数据真实或者准确可靠，又或是将会被人引为误判，并提供相应证据。就目前的技术条件来看，完全实现这一目标还有待时日。

然而，利用大数据这种数据集的大规模和数据来源的多元化等特征，使用挖掘交叉验证，能为数据真假判断提供帮助。例如：微软研究院米歇尔·班科（Michele Banko）等人在 2000 年的一篇论文中（"Mitigating the Paucity-of-Data Problem:Exploring the Effect of Training Corpus Size on Classifier Performance"）和斯坦福大学阿南德·拉贾拉曼（Anand Rajaraman）Netflix 竞赛获胜队，都证明了在大数据集上差的算法效率几乎等同于小数据集上好的算法。

需要说明的是，尽管新技术会带来威胁和挑战，同样更大的发展机遇也正等着人们，相信医疗领域的大数据变革无论在健康还是在产业契机上都能使更多的人获益。

6.3　人的安全

大数据安全中"人"的安全，涉及的是数据隐私保护问题。这里需要特别指出的是医生和患者的个人隐私是同等重要的。

个人隐私，即个人敏感数据（sensitive data），根据1995年欧盟的《数据保护指令》，指的是"有关一个被识别或可识别的自然人（数据主体）的任何信息；可以识别的自然人是指一个可以被证明，即可以直接或间接地，特别是通过对其身体的、生理的、经济的、文化的或生活身份的一项或多项的识别"。个人隐私主要有两个显著法律特征，一是有关"个人"的，二是能对主体构成直接或间接识别。

6.3.1　医生隐私

相对于患者的隐私，在现实中，医生隐私保护问题经常被忽略。这是不对的。不能说医生"遵守职业规范"就必须出让自己的隐私，其同样需要保护，包括但不限于能辨识个人身份，或者能表示特定的宗教认同、政治偏好、犯罪记录和性别倾向等数据。

当然，为了帮助患者，医疗服务提供者、卫生管理机构和保险机构理解医生及其医疗行为，可以在技术处理上要采用匿名化或模糊化，删除个人敏感数据的隐私部分后进行分析，如找到医疗诊断背后医生的诊疗习惯等。

6.3.2　患者隐私

医疗是为了理解、干预和恢复人体这个由器官关联的有机体而存在的。人体是神奇的，在人的一生中，会有 30 亿次心脏跳动，6 亿多次肺部呼吸，大脑上千亿个神经元和千万亿个突触的复杂脑电活动从不停歇，即便是在深度睡眠中也是如此。为了得到患者神经、循环、呼吸、消化等生理系统的工作状态，如血压、脉搏、心率、呼吸等反馈信息而进行的数据采集、存储、传输和处理的行为过程，从社会伦理学角度来说是带有个人隐私性的。

在医疗过程中，患者的个人隐私主要有在体检、诊断、治疗、疾病控制、医学研究过程中涉及的个人机体特征、健康状况、人际接触、遗传基因、病史病历等。这些内容还能被分为显性与隐性，显性一般是医嘱、诊断书、X 线片、检查结果、报告单、病历、病案、住院患者床头卡等数据；隐性则是指蕴藏在这些数据里的信息，如患者血液组织所蕴藏着的基因信息，患者罹患疾病所反映出的生活方式或者折射出的家族遗传历史等。

有些人认为患者隐私等同于个人医疗信息，显然是不对等的。个人医疗信息并不全是隐私；患者隐私应包含患者私人信息、私人领域和私人行为，而且在界定上有一定的差异。例如，保守的患者会视疾病信息为隐私，而有些则不然。从隐私所有者角度，患者隐私可被分为两类：一类是某个人不愿被暴露的个人信息，与该特定个人及其是否确认相关，如身份证号、就诊记录等；另一类是某些人组成群体所不愿被暴露的共同信息，与此特定群体及其是否确认相关，如某种传染性疾病的分布状况。所以，个人医疗信息中隐私部分与患者的隐私信息存在交集，但两者涵盖的范围并不相同。明晰患者隐私和个人医疗信息的异同，有助于明确医疗信息及其隐私保护对象，进而分辨出哪些医疗数据属于隐私，需要重点保护；哪些医疗数据则是可以共享和利用的。

6.3.3　现有隐私法律法规

欧美发达国家已建立了相对完善的政策法规体系以加强隐私保护。Win KT（2005 年）对健康数据隐私保护的法律法规进行了综述研究，发现许多国家是在信息化建设中建立的配套法律法规体系，如美国于1996年制定的《医疗保险可携性与责任法案》(*Health Insurance Portability and Accountability Act*，HIPAA)，针对卫生信息化中的交换规则、医疗服务机构的识别、从业人员的识别、医疗数据安全、医疗隐私、患者识别等问题制定了详细的法律规定，以保护医疗信息安全和患者隐私。2000年，美国卫生及公共服务部(United States Department of Health and Human Services,U.S.HHS)依据该法授权制定《个人可识别健康信息的隐私标准》，标志着美国已为保护患者医疗隐私构建起一个完整且具有可操作性的法律体系。加拿大的《个人信息保护及电子文档法案》(*Personal Information Protection and Electronic Documents Act*，PIPEDA)规定禁止跨省或跨国商业机构使用个人健康信息。澳大利亚的《隐私权法案》《健康档案法案》和日本《关于保护私人信息基本法纲要求案》等都对隐私保护利益相关者的义务、权限和法律责任等内容做出了严格界定。欧盟在着手建立覆盖全欧盟范围的数字医疗体系时，对数据交换过程中安全和隐私保障问题给予了高度关注。另外，为保障网络的安全，欧美发达国家还制定了一系列与信息安全有关的法律、标准和指南，如政府保密行动、信息安全手册等。

相比较而言，我国对于医疗领域隐私保护的立法及政策法规的制定略显滞后，对个人权利的保护较为薄弱，主要是一些最高院的司法解释和相关的部门规章。最高人民法院《关于审理名誉案件若干问题的解释》中规定："医疗卫生单位的工作人员擅自公开患者有淋病、梅毒、麻风病、艾滋病等病情，致使患者名誉受到损害的，应当认定为侵害患者名誉权。"其他的还有一些部门法中的规定，如卫生部(现国家卫生健康委员会)发布的《护士管理办法》规定："护士在执业中得悉就医者的隐私不得泄露。"《执业医师法》规定："医师应当关心、爱护、尊重患者，保护患者的隐私"；"医师执业活动中，泄露患者隐私造成严重后果的，由县级以上人民政府卫生行政部门给予警告或责令暂停6个月以上一年以下执业活动；情节严重的，吊销其执业证书；构成犯罪的，依法追究刑事责任"。《中华人民共和国母婴保健法》第 34 条规定："从事母婴保健工作的人员应严格遵守职业道德，为当事人保守秘密。"《中华人民共和国传染病防治法》第 12 条规定："疾病预防控制机构、医疗机构不得泄露涉及个人隐私的有关信息和资料。"卫生计生委、公安部等联合发布的《艾滋病监测管理的若干规定》明确规定："任何单位和个人不得歧视艾滋病患者、病毒感染者及其家属，不得将患者和感染者的姓名、住址等有关情况公布或传播。"2002 年 7 月 19 日发布的《医疗事故技术鉴定暂行办法》第 26 条规定："专家鉴定组应当认真审查双方当事人提交的材料，妥善保管鉴定材料，保护患者的隐私。"尽管国内相关法律法规对保护患者隐私提出了相应的要求和规定，但是大部分规定缺乏可操作性，许多条款仅规定了对患者信息的保密义务，而没有规定违反该义务的后果，不利于具体司法实践操作，而且大多数条款对患者信息权利的具体内容、权利保护的方式等都没有规定。

6.3.4　医疗数据隐私探讨

随着时代的发展，数据隐私不能再成为阻碍医疗数据安全的"绊脚石"，应从以下几方面进行完善。

首先，在法律的内容上，应进行系统化的完善，避免规定过于抽象，如医患关系中隐私的概念不清晰，对患者所具有的隐私范围也没有立法解释。

其次，在法律的实施上，应具有可操作性，条款不能只规定对患者的保密义务，还应涉及医生的。另外，对隐私权的侵害缺乏明确和严厉的法律责任的规定，不利于具体司法实践操作。

其三，在医疗隐私保护的手段上，应多考虑受害人权利的民事救济，而不应仅从行政法角度予以规定，导致患者医疗数据受到侵害后，其人格利益和财产利益的损失得不到相应的补偿。

最后，在技术规范上应加大力度。目前，国内对医疗隐私保护的研究十分有限，多数研究者都将目光集中在仅针对信息系统的隐私保护上面，如访问角色控制技术、加密技术、匿名化技术等，忽略了对医疗数据采集、使用和共享等各个环节中潜在的隐私安全风险开展评估研究，故不易获悉医疗数据在哪个环节容易发生隐私泄露或遭受破坏。

第七章　中医药信息学人才的培养

随着卫生信息化发展的不断深入，医疗卫生领域信息化程度不断提升，20% 的县及县以上医院建立了以病人为中心、以电子病历为基础的挂号、收费、处方、治疗一体化管理信息系统。特别是 2009 年 4 月深化医药卫生体制改革启动实施以来，医疗卫生信息化发展进程加快，卫生信息化建设也迎来了自己的"大数据时代"。中医药作为我国独具特色的卫生资源，也必将融入大数据时代的发展潮流。数字技术是促进中医药快速发展的必由之路，大数据的应用会为中医药发展带来"大价值"。中医药在大数据环境中的快速发展，同样离不开信息学人才支撑。如何认清形势，面对挑战，寻求解决策略，突破人才培养瓶颈，是中医药信息学人才培养必须面对并且亟待解决的问题。

7.1　大数据与中医药信息学

中医药信息学是中医药学与信息科学交叉发展而逐步形成的，是运用信息科学的理论方法诠释和表达中医药学，以推动中医药科学发展的一门学科。中医药信息学作为一门新兴的交叉学科，其研究内容一方面是使用信息科学的理论和方法，研究和阐述中医药领域信息采集、获取、传递、储存、处理及控制等信息过程的一般规律；另一方面是从中医药学自身出发，运用信息技术手段，揭示中医药信息实质及其内在联系，实现中医药信息的获取与利用，推动中医药快速发展。

大数据时代的数据具有更为广泛而深刻的意义，更加注重与事物相关的所有数据，更能接受数据的繁杂性，更为关注事物间的相关关系。大数据成为推动学术发展和人才培养变革的重要动力。

当前，大数据已被广泛应用于中医药各领域。中医药作为一门复杂性系统科学，具有典型的大数据特征。大数据背景下，对中医药信息化建设及中医药信息学人才培养带来了严峻挑战。

在大数据时代，中医药信息学研究方向已由传统信息管理方法过渡到大数据管理与利用，研究内容已由过去的信息现象、信息规律研究过渡到海量数据的收集、分析、处理、利用、决策支持与知识发现。中医药信息学的研究方向和内容发生了质的转变，中医药信息学也被赋予了新的历史任务和使命。大数据时代为中医药现代化发展带来了机遇，创造了有利条件，也必将广泛应用于中医药临床与科研，为中医药发展带来深刻变化。

7.2　中医药信息学人才培养现状

我国医学信息教育起源于 20 世纪 60 年代，最初主要是对医学图书馆工作人员进行在职教育与培训。1998 年 7 月，教育部通过专业目录调整，将原经济信息管理、信息学、科技信息、管理信息系统和林业信息管理 5个专业归并为信息管理与信息系统，隶属管理学门类。可以看出，医学信息教育与图书馆学、情报学和信息管理与信息系统专业教育密不可分。

7.2.1　专业设置情况

2001 年，湖北中医学院（现湖北中医药大学）和安徽中医学院（现安徽中医药大学）率先在全国开设了信息管理与信息系统专业。之后，部分中医药高等院校在此基础上针对医学信息管理领域对人才的特殊需要设立了医药 / 卫生信息管理专业方向，重新调整了培养方案和课程设置，专业名称主要有信息管理与信息系统、医学信息工程、计算机科学与技术、电子商务、中医学（医用计算机方向）、中医学（计算机工程方向）等。

7.2.2　招生现状

在我国，目前以中医药人才培养为主的高等院校有 41 所，其中本科院校 32 所，专科院校 9 所。以 32 所本科院校为研究对象，目前开设中医药信息学或相关专业的院校有 16 所，毕业生人数已近万人。

7.2.3　课程开设情况

中医药院校开设的中医药信息学专业主要有信息管理与信息系统、医学信息工程、计算机科学与技术。信息管理与信息系统获得管理学学士学位，医学信息工程、计算机科学与技术两个专业获得工学学士学位。开设的课程主要包括信息管理知识模块、计算机知识模块和管理学知识模块等，根据专业研究方向不同，各知识模块间所占比重也不尽相同。

7.2.4　问题与不足

根据统计数据，全国共有 16 所高等中医药院校开设了中医药信息学相关专业，相当数量的中医药院校没有开设专门的中医药信息学专业。尽管部分中医药院校开设了计算机科学与技术专业，但多以计算机知识为主，中医药专业知识课程较少，开设的医学课程多是整体套用临床专业教材，中医药和信息学交叉学习的课程更少，没有站在培养"中医药＋信息学"复合型人才的高度设置专业培养计划，导致信息学专业人才不懂中医药、中医药人才不懂信息学的尴尬局面。

中医药信息教育经过 20 余年的发展，其课程设置和教学已逐渐系统化、专业化，特别是医药学、管理学、计算机科学等基础知识教育逐步完善。但相对而言，我国中医药信息教育落后于发展需要。随着我国卫生体制改革的不断深入及中医药信息化的快速发展，对中医药信息学人才的要求也将越来越高，迫切要求我们认清当前形势，培养出一批又一批高素质的中医药信息学专业人才。

7.3 中医药信息学专业发展策略

中医药信息学融合了医学、计算机科学、管理学等学科内容，以培养从事信息管理、信息服务、信息研究利用及信息技术与医疗管理、医疗服务有机结合的复合实用型高级专门人才为目标，针对当前中医药信息学专业人才培养存在的主要问题，我们提出以下策略建议，以供借鉴和参考。

7.3.1 创新人才培养模式，培养高素质复合型人才

人才培养模式的创新是人才培养体制改革的核心环节。各学校在课程设置、内容选择、教学组织形式、课堂形态和考试评价等方面进行前瞻性探索和试验，不断拓宽人才培养途径，优化人才知识结构，提高人才培养的质量和水平，努力形成各类人才辈出、拔尖创新人才不断涌现的局面。例如：广东医学院针对信息管理与信息系统专业提出的"校－企－院"三方合作培养卓越医学信息专业人才的新模式，既弥补了实践教学时间短，又解决了现有教学模式不能兼顾企业和医院实践教学全部内容的不足。

7.3.2 明确专业培养方向，深化课程体系改革

市场对人才的需要是专业培养方向确立的基本准则。随着卫生信息化建设的不断深入，区域卫生医疗、移动医疗、物联网、云计算、大数据已呈现出巨大的发展前景；信息安全、信息标准化和规范化在"互联互通，资源共享"信息化发展必然趋势中的地位不断提升，对人才的需求也日益迫切。因此，在专业发展方向和课程体系设置上应当涵盖以下 3 个方向的内容。

（1）中医药信息化方向

中医药信息学专业除具备基本的专业基础知识外，如数学、计算机科学技术、管理学和中医学基础等内容，还应具备较强的系统开发能力和实

践综合能力，在课程设置上应强化计算机能力及应用水平，在系统实施、维护、设计和开发医院信息系统及对其进行二次开发等方面加强培养；还应具有将现代管理理论知识、计算机科学技术知识、系统思想及信息系统设计与开发方法等方面的知识综合运用的能力，真正满足用人单位的需求。

（2）中医药信息标准化方向

当前，中医医院信息化建设已经步入区域医疗信息共享与交换的快速发展时期，对中医药信息标准的需求越来越大，特别是中医电子病历对规范和标准的需求。标准化对于医院信息化建设而言十分重要，只有解决了信息数据的标准化问题，信息化建设提出的"互联互通"的目标才能实现。因此，在课程体系上，应当让学生了解信息标准化的相关知识，在技术和管理层面上深入开展数据标准化的教学与研究。

（3）中医药信息处理与数据挖掘方向

在大数据爆炸性增长的时代，数据采集对于医疗机构来说已不是难事，如何用大数据思维、新理念、新技术、新方法对采集到的数据进行处理，同时从空间、时间上把数据进行多元度完善是现实中存在的问题。对于中医药信息学专业人才培养课程设置方面应加强医疗数据分析与处理、数据挖掘及数据应用等相关知识的学习。

大数据时代带来了影响深远的社会变革，对人才培养提出更高要求的同时，也面临着难得的发展机遇。中医药学作为我国最具特色和优势的原创科学，在大数据的支撑下必将大有可为，而作为与数据、信息密切相关的中医药信息学专业人才更需要顺应时代发展，转变培养理念、思路与方法，更富有灵活性和适应性，更多地关注中医药乃至医疗信息化行业的新动态、新技术和新思想，使培养的学生能适应行业发展需求，始终走在行业发展前沿。